高等医药院校基础医学实验教学系列教材

供本、专科医学类相关专业学生使用

医学微生物学
实验技术与学习指导

主 编 邓 琦 陈倩倩 蓝天才 李明琦

副主编 黄明月 许家宁 黄 楠 王 肖 王 晋

编 委 （按姓氏笔画排序）

于 波（柳州市人民医院）

马新博（广西科技大学）

王 肖（广西科技大学）

王 晋（广西科技大学）

韦熹苑（广西科技大学）

邓 琦（广西科技大学）

卢小玲（广西科技大学）

申海光（广西科技大学）

朱穗京（广西科技大学）

刘 云（广西科技大学）

许家宁（广西科技大学）

李明琦（哈尔滨医科大学附属肿瘤医院）

张 罂（柳州市公安局）

陈倩倩（广西科技大学）

范家文（广西科技大学）

周 盛（广西科技大学）

段斯亮（广西科技大学）

姜伯劲（广西科技大学）

秦秋红（广西科技大学）

莫海英（广西科技大学）

黄 楠（柳州市人民医院）

黄明月（广西科技大学）

蓝天才（柳州市人民医院）

U0303969

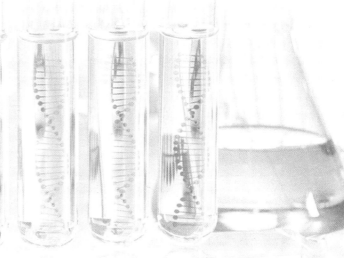

西安交通大学出版社
XI'AN JIAOTONG UNIVERSITY PRESS

图书在版编目（CIP）数据

医学微生物学实验技术与学习指导／邓琦等主编. —西安：西安交通大学出版社，2022.6（2023.1 重印）

ISBN 978 - 7 - 5693 - 2646 - 8

Ⅰ.①医…　Ⅱ.①邓…　Ⅲ.①医学微生物学-实验-医学院校-教学参考资料　Ⅳ.①R37 - 33

中国版本图书馆 CIP 数据核字（2022）第 115721 号

书　　名	医学微生物学实验技术与学习指导
主　　编	邓　琦　陈倩倩　蓝天才　李明琦
责任编辑	赵丹青
责任校对	秦金霞

出版发行　西安交通大学出版社

（西安市兴庆南路 1 号　邮政编码 710048）

网　　址　http://www. xjtupress. com

电　　话　（029）82668357　82667874（市场营销中心）

（029）82668315（总编办）

传　　真　（029）82668280

印　　刷　西安明瑞印务有限公司

开　　本　787mm×1092mm　1/16　印张 14.75　字数 324 千字

版次印次　2022 年 6 月第 1 版　　2023 年 1 月第 2 次印刷

书　　号　ISBN 978 - 7 - 5693 - 2646 - 8

定　　价　38.00 元

如发现印装质量问题，请与本社市场营销中心联系。

订购热线：（029）82667874

投稿热线：（029）82668805

读者信箱：med_ xjup@163. com

前　言

医学微生物学是一门重要的医学基础课程，医学微生物学实验是其重要组成部分，开展医学微生物学实验课程不仅有利于医学生更好地理解和掌握医学微生物学的基础理论、基本知识与基本技能，而且有利于培养医学生的科学思维和创新能力。

《医学微生物学实验技术与学习指导》共分为上、下两篇，分别为医学微生物学实验和医学微生物学习题集。实验部分除医学微生物学的常规实验，如油镜的使用、微生物的接种与培养、细菌的分布、消毒灭菌和生理生化反应等外，还引入了综合性实验，旨在培养学生的系统思维和临床无菌操作观念。本书可作为临床医学、预防医学、护理学、口腔医学和药学等医学相关专业的医学微生物学教学配套实验教材。

本书由教学经验丰富的教师和临床经验丰富的医生联合编写，在编写过程中得到了作者单位(广西科技大学)的大力支持和帮助，在此一并致谢。

限于编者水平，本书在文字、内容和编排等方面难免有疏漏或不妥之处，恳请广大师生在使用过程中批评指正，以便再版时更正。

邓琦　陈倩倩
2022 年 5 月

目　　录

上篇　医学微生物学实验

下篇 医学微生物学习题集

上 篇

医学微生物学实验

第一章　医学微生物学实验基本要求

一、医学微生物学实验目的和要求

医学微生物学通过研究病原微生物的生物学性状、传染致病的机制、机体的抗感染免疫、诊断技术和特异性防治措施等，以达到控制和消灭传染性疾病和与微生物有关的免疫性疾病、保障人类健康的目的。

医学微生物学实验的目的在于加深和巩固课堂知识，掌握微生物基本操作技术，树立无菌概念；掌握实验室常用的消毒灭菌方法；掌握常见病原微生物的生物学性状、分离培养、鉴定及常用血清学检查方法，为今后传染性和免疫性疾病的诊治和研究打下坚实基础。具体要求如下：

（1）课前提前预习实验内容，了解实验原理、材料、方法及注意事项，避免发生错误，提高实验效率。

（2）老师示教时认真听讲、仔细观察，规范基本操作技术。自行操作时要认真仔细，确保实验正确性、严谨性和严肃性。

（3）每次实验后，必须如实记录实验结果并进行分析，推导结论，完成实验报告。

（4）学会联系临床应用，提高分析问题、解决问题和实际动手的能力。

二、医学微生物学实验规范

医学微生物学实验对象大多为病原微生物，具有一定的传染性，任何违规的操作都有可能导致严重的后果，因此要求同学们进入实验室后必须遵守以下规章制度：

（1）进入实验室必须正确穿着白大褂，离开实验室后应立即脱下并反折收好，并做到经常清洗和消毒。必要时还需佩戴口罩、手套和帽子，严禁穿拖鞋进入实验室。

（2）不必要的物品不得带入实验室，必须使用的实验指导书和文具必须放置在指定的非操作区，以免受到污染。

（3）进入实验室后不得高声喧哗、嬉戏打闹，严禁吸烟和饮食。实验开始后尽量避免用手触摸头部和面部，以防止感染。

（4）使用有致病性或传染性的微生物时，应注意实验安全，严格按照老师指导和操作规程进行。严禁随意丢弃污染材料，应回收至指定地点，等待专人消毒灭菌后再进行清理，禁止将污染材料随意放置在桌面或倒入水槽中。严禁将实验室物品带离实验室区域。

（5）在实验过程中，应严格按照规范进行操作，以防事故发生。酒精、二甲苯等易燃易爆品不能接近火源。一旦发生意外情况，禁止隐瞒或不按规章制度私自处理，应及时报告老师。如在实验过程中割破皮肤，皮肤破损处应使用碘伏消毒。若不慎打翻致病菌培养物或标本破损，污染的桌面、地面和物品须用3‰来苏尔消毒30分钟后清理干净。如遇火险，应立即切断电源，再扑灭火焰。酒精、二甲苯等有机溶剂起火不可用水扑救，应立即使用灭火毯或正确使用灭火器灭火。

（6）爱护仪器设备，节约实验材料。若不慎损坏了仪器和实验标本等，应主动报告老师，按照学校规章制度进行记录和处理。

（7）实验完毕后，将实验用品放回原处，及时清理台面，检查标本、器材。每次实验后都应该用洗手液或肥皂洗手，必要时使用消毒液泡手。

（8）值日生要做好实验室清洁工作。实验中若使用了传染性或致病性较强的实验标本，必须用消毒液擦拭台面和地面，并开紫外灯照射二十分钟以上。及时准确地填写《实验室使用日志》，临走前注意检查门、窗、水、电是否关好，防止发生安全事故。

三、实验报告书与规范

实验报告是实验完成后对当次实验进行的技术文字总结，应该本着实事求是、不弄虚作假的态度书写实验报告。实验报告的主要内容应该包括以下几个方面。

1. 基本情况

实验者专业、班级、学号、姓名、实验日期、课程名称。

2. 实验名称

例如：革兰氏染色、培养基的配制、细菌的接种和培养等具体的实验名称。

3. 实验目的

需根据实验问题来凝练实验目的。如通过什么实验，拟解决什么问题，达到什么目标，收到什么效果。

4. 实验原理

通过教材内容，简单归纳实验的基本知识和基本理论。

5. 实验仪器和材料

根据实验内容，列出实验必须使用的仪器设备和用具，以及他们的性能要求。如显微镜（10×目镜、100×油镜）、一次性培养皿（9cm）、注射器（20mL）、三角烧瓶（250mL）、酒精灯、接种环等。实验菌种的名称及培养状态，如大肠杆菌（菌落）、伤寒杆菌（菌液）等。使用的主要材料和试剂名称，如营养琼脂培养基、75％酒精、碘伏等。

6. 实验方法

根据实验内容，如实地叙述当次实验的技术方法、操作步骤，不能照抄教材。

7. 实验结果

实验结果应含原始记录和归纳总结，是实验报告书写中的重要内容。原始记录指实验过程中观察到的任何现象都需要进行客观、真实、详细的记录。归纳总结指某些实验结果需要进行归类、条理化、系统化、图文化的处理，最终使人一目了然。实验结果不能照抄实验教材，如"蓝紫色为革兰氏阳性菌，红色为革兰氏阴性菌"，这样的实验结果将不会得分。

8. 结果分析与讨论

实验若成功，利用理论课堂上所学的医学微生物学知识来解释实验现象和实验结果，得出因果关系与一般规律。如大肠杆菌含有鞭毛，在半固体培养基中可以运动，因此试管中可以观察到云雾状生长状态。若实验不成功，则要分析失败的原因。如配制双糖铁斜面培养基时，斜面没能凝固，可能是由于在培养基配制的过程中，没有将粉末充分溶解到水中，使得琼脂浓度不均匀所致。

9. 绘图要求

在显微镜下绘圆形视野写真图。先用圆规画圆，然后在圆内如实绘制镜下真实所见。要注意在不同倍镜下微生物的比例、位置及颜色不同，可画具有典型结构特征的局部样本，但不能照课本临摹。绘图后要用铅笔在图右侧画出引线进行结构名称的文字标注，标线要平行整齐，避免交叉或随便拉线。图的下方要有图标，图标内要包含实验名称、观察微生物标本的名称（或细菌种类）、染色方法、放大倍数和日期等，如下图所示。

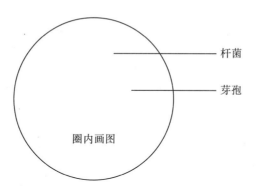

实验名称：细菌特殊结构的观察
细菌种类：枯草芽孢杆菌
染色方法：革兰氏染色
放大倍数：10×100
观察日期：2022.9.6

（邓　琦　陈倩倩）

第二章 医学微生物学基本实验操作技术

实验一 普通光学显微镜的使用

【实验目的】

(1)掌握显微镜(尤其是油镜)的使用和维护方法。

(2)熟悉显微镜的构造和原理。

【实验原理】

微生物往往需要借助显微镜进行观察。显微镜的种类有很多,包括普通光学显微镜、暗视野显微镜、相差显微镜、偏光显微镜、荧光显微镜以及电子显微镜等。根据不同的实验目的和实验要求,可选择不同的显微镜。对细菌基本形态的观察,一般选用普通光学显微镜。

(一)显微镜的构造

光学显微镜可以分为机械部分和光学部分。机械部分包括:镜座、镜臂、载物台、镜筒、镜头转换器、调焦螺旋等;光学部分包括:目镜、物镜、聚光器、反光镜等。下面以 Nikon ECLIPSE E100 为例,从上到下介绍普通光学显微镜的构造(图 2-1)。

1. 目镜

目镜装在镜筒内,是接近眼睛的光学部件,由接目镜和会聚透镜组成,其作用是把物镜放大的实像进一步放大。放大倍数一般为 5 倍、10 倍及 16 倍等,常用的为 10 倍。使用显微镜时可以通过旋转调整目镜以实现两眼齐焦。

2. 镜筒

镜筒分直立式和倾斜式,本实验室学生用显微镜为倾斜式;另外,镜筒还可以分为单镜筒和双镜筒,本实验室学生用显微镜为双筒镜,双筒镜能够保证双眼同时观察(通过左右调整镜筒,改变双眼焦距,使两边视野尽量重合),有效避免使用单镜筒时的易疲劳情况。

3. 物镜转换器

物镜转换器用于固定物镜并通过旋转定位的圆盘更换物镜,以改变显微镜的放大倍数。

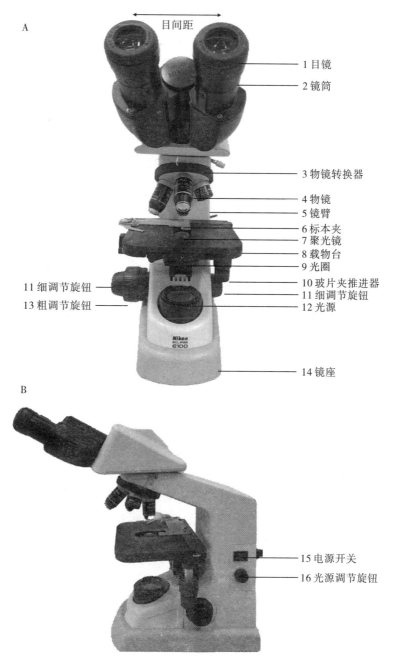

A

目间距

1 目镜
2 镜筒

3 物镜转换器

4 物镜
5 镜臂
6 标本夹
7 聚光镜
8 载物台
9 光圈
11 细调节旋钮
13 粗调节旋钮
10 玻片夹推进器
11 细调节旋钮
12 光源

14 镜座

B

15 电源开关
16 光源调节旋钮

图 2-1 光学显微镜的构造

A. 显微镜正面；B. 显微镜侧面

4. 物镜

物镜是面对被观察物的成实像的光学部件，装在物镜转换器上，由许多片不同焦距的凹凸透镜组成。其作用是把观察的物体做第一次放大，放大率在 10 倍以下为低倍镜，40 倍左右为高倍镜，90～100 倍为油镜，少数的显微镜放大 40 倍就是油镜。显微镜镜头上有许多标识，会标明其制造商、放大倍数、类型、玻片厚度，以及是否需要镜油等，一般低倍镜镜头较短，高倍镜镜头较长。

5. 镜臂

镜臂又被叫作镜架，是连接显微镜各个部位的支架，搬移显微镜时可用于握持。

6. 标本夹

标本夹用于夹持标本玻片。

7. 聚光镜

聚光镜的作用是把光线聚集到要观察的标本上，使光线射入物镜内。聚光镜的聚光点一般在其透镜平面上端的 1.25mm 处，这样可以适应标准标本玻片的厚度(1.11±0.04mm)。聚光器可以调节高低，以控制照明的强弱。

8. 载物台

载物台是供放置标本的平台，中间有一孔，供下方光源透过。

9. 光圈

光圈用来控制进光的多少，光圈开得越大照明强度越大。

10. 玻片夹推进器

玻片夹推进器分左右和前后推进旋钮，分别用于控制样本玻片前后和左右移动。

11. 细调节旋钮

细调节旋钮可控制载物台的升降，旋转一周可使载物台升降约 0.1mm，因调节变化比较小，故称为微调或者细调，一般用于标本的高倍镜、油镜观察，或者用于标本在低倍镜下已经观察到，但尚未聚焦时。

12. 光源

显微镜自带的光源，可经光源调节旋钮控制。

13. 粗调节旋钮

粗调节旋钮同细调节旋钮一样，可控制载物台的升降，但是其旋转一周载物台升降的距离较大，约为 10mm，一般用于低倍镜观察或者快速升降载物台。

14. 镜座

镜座用于稳定和支撑显微镜，一般转移显微镜时需要托住底座。

15. 电源开关

显微镜的电源开关主要指控制显微镜的光源开关。

16. 光源调节旋钮

通过旋转光源调节旋钮可控制显微镜电源的光源强度。

(二)油镜的使用原理

显微镜的高倍镜镜头上标有 HI 或 oil(国产物镜标有油或 Y)为油浸镜头，使用时需要添加香柏油。使用油镜头加香柏油的原理：由于油镜放大倍数高而透镜很小，因玻片的折光率(约 1.52)和空气折光率(约为 1)不同，自标本片透过的有些光线经载玻片和空气折射，不能进入接物镜，所以射入物镜的光线很少，使物像不清晰。为了减少光的折射，在油镜和标本片之间滴加与玻璃折光率相仿的香柏油(折光率约为 1.515)，这时进入油镜的光线增多，视野光亮度增强，物像清晰(图 2-2)。

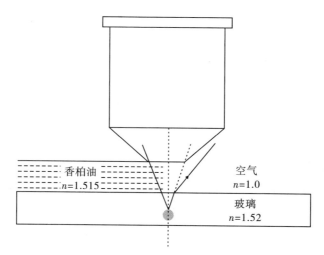

图2-2 显微镜油镜的使用原理

【实验设备和材料】

显微镜、香柏油、擦镜纸、脱油剂、标本玻片等。

【实验方法】

1. 取镜和安放

取拿显微镜时用右手握住镜臂，左手托住镜座，一般单镜筒显微镜因为用左眼观察，需要放在前胸偏左的位置，双镜筒的显微镜放于正前方即可。

2. 置片

把要观察的玻片标本放在载物台上，用玻片夹卡牢，通过玻片夹调节器调节玻片标本，使其正对通光孔的中心。

3. 对光

打开电源开关，调整聚光镜升降、光圈大小和光源强度，将视野亮度调至最佳。

4. 聚焦

(1)目镜的使用：左右目镜镜筒按需要推动分开或靠拢，使双眼观察到的视野重合。调好瞳间距后，为保证两只目镜的机械筒长度一致，需将两个目镜上的刻度圈分别旋转到与瞳间距相同的数值上，这样即可观测到最佳的物象。

(2)物镜(高低倍镜)的使用：先将低倍镜转到工作位置，对准标本，将欲检部位移至低倍镜下，缓慢转动粗调节器使低倍镜与标本片距离达到最短，然后以反方向转动粗调节器，使载物台下降或物镜上升，待视野内出现模糊图像时改用细调节器调至物像清晰；使用高倍镜观察时，将已经调好焦的低倍镜直接转换为高倍镜，然后稍微调节细调节器，即可看到清晰的物像。

(3)油镜的使用：大多数组织结构用高倍镜已可辨认，但有些结构(如细菌)，必须使用油镜才能观察清楚。油镜在使用时，先用低倍镜大致找到观察的视野，然后将载物台降至最低处，在标本片欲检部位滴入一滴香柏油，然后转换油镜(光线宜强，应将光圈完全打开并升高聚光器，光源强度调至最亮)。浸油时，眼睛从镜侧面观察，缓慢转动粗细调节器，使油镜头浸没在油滴内，在保证油镜和玻片之间充满油的前提下，稍微向下移动载物台。调焦时，以顺时针方向缓慢调节粗细调节器，待看到模糊物像时，再用细调节器来回小幅调节至观察到清晰的物像。油镜去油时，先用擦镜纸或脱脂棉擦掉香柏油，然后再用擦镜纸或脱脂棉蘸脱油剂（最常用的脱油剂为二甲苯，但因为二甲苯有毒，故常用无毒的无水乙醇或者乙酸乙酯代替）将镜头及玻片上的香柏油轻轻擦拭干净。

5. 归位

显微镜使用结束后，取下标本，将光源调弱后，关闭光源开关，将载物台降至最低，下降聚光镜，将最短的镜头正对载物台，拔掉电源插头，盖上防尘罩，最后小心地将显微镜放入收纳位置。

【实验结果】

观察到清晰的细菌显微结构。

【注意事项】

(1)观察标本时应两眼同时睁开，以减少眼睛疲劳，用左眼窥镜，右眼绘图。

(2)显微镜细调节器最精密，容易磨损而失灵，需重点保护尽量少用，在粗调节器没有找到物像前，不要盲目地使用细调节器，禁止以细调节器来代替粗调节器直接找物像。

(3)不要随便把目镜镜头取下，以免灰尘落入棱镜或物镜上，不用时应盖上防尘罩。

(4)使用高倍镜或油镜时，调节速度要慢，如果玻片轻轻接触镜头后还不能见到清晰物像，应该将载物台降低，重新寻找物像，或者检查玻片是否上下颠倒，切不可调节太快，以免压碎玻片或损伤镜头。

(5)用完油镜后，应用擦镜纸或脱脂棉蘸取脱油剂，将镜头和标本片擦拭干净，以免香柏油长期浸泡镜油而出现气泡，吸收水分使折射率发生改变，令油镜解像力下降，损伤镜头。

(6)为了维持显微镜各部件的性能，应避免阳光直接照射显微镜，以免目镜、物镜脱胶而损坏。显微镜应放置在阴凉、干燥、无灰尘、无挥发性化学物质的地方。

【临床意义】

通过用显微镜观察临床标本，可以寻找到标本中的细菌，辅助疾病的诊断和治疗。

（邓　琦　陈倩倩　蓝天才）

实验二　无菌操作和消毒灭菌

【实验目的】

(1)掌握无菌操作的基本环节、无菌物品和无菌区的概念。

(2)熟悉超净工作台和生物安全柜的操作。

【实验原理】

(一)无菌操作基本概念

无菌操作指在医疗操作中，防止一切微生物侵入人体和防止无菌物品及无菌区域被污染的操作技术。无菌操作用到的物品需是无菌物品，无菌物品指经过物理或化学方法灭菌后，保持无菌状态的物品。无菌操作需要在无菌区进行，无菌区为经过灭菌处理且未被污染的区域，而非无菌区为未经过灭菌处理或经过灭菌处理但又被污染的区域。

(二)消毒和灭菌

为了保证无菌操作，往往在操作之前需要对环境和物品进行消毒和灭菌处理。消毒和灭菌是两个不同的概念，二者区别于杀菌是否彻底。消毒一般指的是消灭病原菌和有害的微生物营养体，灭菌是指杀灭一切微生物的营养体、芽孢和孢子。

无菌操作中用到的无菌物品是需要进行消毒灭菌处理的。消毒灭菌的方法有很多种，主要分为物理和化学两种方法。根据物品的属性需要选择不同的消毒灭菌方法。物理消毒灭菌的原理包括热力、辐射、滤过、干燥和低温。其中利用热力原理灭菌的方法又可以分为干热灭菌和湿热灭菌。干热灭菌的方法包括焚烧、烧灼、干烤和红外线。湿热灭菌包括巴氏消毒法、煮沸法、流动蒸汽法、间歇蒸汽法以及高压蒸汽灭菌法。辐射法有紫外线法、电离辐射法和微波法。滤过法为使用小于细菌的微细小孔过滤液体和气体。而干燥和低温可以抑制细菌的生长。化学消毒灭菌法则是用各种消毒剂，通过促进蛋白质变性凝固，或者干扰细菌的酶代谢系统，或者损伤细菌的细胞膜等机制起到杀死细菌的效果。

实验室里实现无菌操作区的无菌环境最简单的方法便是利用酒精灯，酒精灯的火焰温度高，高温可以杀死其附近区域的细菌，并且火焰使热气流上升，避免空气中的尘埃落下污染培养基。然而利用酒精灯实现的无菌区较小，操作不当的话，很容易引起操作中染菌。实验室最常使用超净工作台或者生物安全柜来实现无菌操作环境。

(三)生物安全柜和超净工作台

实验室无菌操作一般在超净工作台或者生物安全柜中进行。超净工作台一般用于做对人体没有直接伤害的常规细菌实验，操作台内正压送风，风经过过滤器过滤后，吹向样品以及实验人员。生物安全柜的操作区域为负压，向外抽风，防止生物病菌或试剂溅出安全柜污染实验室和实验员，因此生物安全柜一般用于做与致病菌、霉菌和酵母菌相关的实验。

(四)无菌操作的要求

(1)操作前，环境和物品等要保证无菌。无菌操作台用紫外灯照射 30～60 分钟灭菌，以 75% 酒精擦拭无菌操作台面，并在开启无菌操作台风扇 10 分钟后，再开始实验操作。

(2)进行无菌操作的工作人员操作前应剪短指甲，脱去戒指、手镯等装饰物，指甲表面禁涂指甲油，工作服、帽子、口罩等要经常保持干净，并定期进行消毒。

(3)无菌操作的工作人员，操作前需要将手清洁干净并消毒。

(4)操作期间工作人员要与外界隔离，避免混入微生物。无菌操作区要保持清洁宽敞，除了必要物品，其他实验用品用完应该及时移出，避免影响操作台气流的流通。

实验用物品需要用75％酒精消毒后再带入操作台内。

【实验设备和材料】

超净工作台、生物安全柜、75％酒精等。

【实验方法】

(一)超净工作台(或生物安全柜)的使用

1. 使用前的检查

接通超净工作台的电源；打开风机开关，检查风机是否正常运转；检查照明灯及紫外灯；对工作台周围环境及空气进行清洁处理；净化工作区内严禁存放不必要的物品，以保持洁净气流流动不受干扰。

2. 使用

(1)将工作台面擦拭干净，然后用消毒剂消毒。

(2)提前50分钟打开紫外灯照射消毒，30分钟后，关闭紫外灯，打开送风开关。

(3)操作前打开照明开关，将手清洁干净并消毒，工作台面上不存放不必要的物品，以保持工作区内的洁净气流不受干扰。

(4)操作者身体应与无菌区保持一定距离(20cm)。

(5)取无菌物品时须用无菌持物钳(镊)，人面向无菌区，手臂应保持在腰部或治疗台面以上水平，不可触及无菌物品或跨越无菌区域，无菌物品一经取出，即使未用，也不可放回无菌包或无菌容器内。

(4)操作结束后，清理工作台面，收集各废弃物，关闭风机和照明灯，用清洁剂及消毒剂清洁消毒。

(5)操作结束后，再次开启工作台紫外灯，照射消毒30分钟后，关闭紫外灯，切断电源。

(二)无菌容器的使用

灭菌后用来放置无菌物品的容器为无菌容器。无菌容器的使用也要防止微生物的污染。

1. 灭菌

无菌容器灭菌前要保证其是封闭状态，避免从灭菌锅中取出后染菌。为了保证其封闭状态，灭菌前可以用牛皮纸将其裹上。

2. 手持

手持无菌容器时，手指不可触及容器边缘及内面。

3. 打开

打开无菌容器后，为了避免污染，操作人员肢体不可跨越开口上方。

【实验结果】

实验过程中无微生物污染。

【注意事项】

(1)在超净工作台内操作时，不可打开紫外灯，避免紫外线晒伤。

（2）严禁在生物安全柜中使用酒精灯。

（3）在无菌操作时，不能面对无菌区讲话、打喷嚏和咳嗽，玻璃挡板切勿升得太高。

【临床意义】

无菌操作是进行微生物学实验的基本技能，学会无菌操作技术、培养无菌操作意识，对于减少或避免院内感染十分重要。

（陈倩倩　许家宁　秦秋红　马新博）

实验三　培养基的制备

【实验目的】

（1）掌握配置固体培养基、液体培养基和半固体培养基的一般方法和原理，及其消毒灭菌的方法。

（2）熟悉培养基的消毒灭菌和无菌操作。

【实验原理】

（一）培养基的配置原理

培养基（medium）是人工培养微生物、植物和动物组织或者积累代谢产物的营养物质和原料，同时其也为微生物、植物和动物组织的培养提供所必须的条件。微生物培养基一般都含有水、氮源、无机盐（包括微量元素）、碳源、生长因子（维生素、氨基酸、碱基、抗菌素、色素、激素和血清等）等。尽管培养基可以人工培养微生物，但是许多微生物不能在任何已知的培养基中生长。在自然界中，微生物种类繁多，营养类型多样，加之实验和研究的目的不同，所以培养基的种类很多。

但是，在不同种类的培养基中，不同微生物对 pH 要求不一样。霉菌和酵母的培养基 pH 一般偏酸性，细菌和放线菌的培养基 pH 一般为中性或微碱性（嗜碱细菌和嗜酸细菌除外）。所以配制培养基时，需要根据不同微生物的要求将培养基的 pH 调到合适的范围。此外，由于配制培养的各类营养物质和容器等一般都含有微生物，因此，已配制好的培养基必须立即灭菌。如果来不及灭菌，应暂存于冰箱内，以防其中的微生物生长繁殖而消耗养分或者酸碱度改变带来不利的影响。

（二）培养基的物理状态

培养基可以根据物理状态分为固体培养基、半固体培养基和液体培养基。

固体培养基含有浓度为 1.5%～2.0% 的琼脂或其他一些凝固剂。其具有一定的物理结构并允许细菌以一定的方式生长（如菌落或菌苔）。固体培养基可用于分离或鉴定（确定菌落特征）细菌。

半固体培养基用浓度为 0.5% 或更低的琼脂制备。半固体培养基为柔软的奶油冻状稠度，可用于微需氧细菌的培养或细菌运动性的测定。

液体培养基含有特定量的营养素，但不含明胶或琼脂等凝胶剂。液体培养基有多种用途，如可用于大量生物的繁殖、发酵研究等。

(三)培养基的消毒灭菌

培养基灭菌的方法包括物理和化学两种方法，其中物理灭菌法较为常用，而物理灭菌法中常用的有高压蒸汽灭菌法和过滤除菌法，有时候也可以选用干热灭菌法，化学消毒法包括抗生素抑菌法和消毒剂消毒法。高压蒸汽灭菌法是将培养基放置在高压蒸汽灭菌锅中，通过其潜热作用以及穿透力，使菌体蛋白质凝固并变性。高压蒸汽装置压力通常在 $0.12\sim0.13$ MPa，持续 $15\sim25$ 分钟可得到最佳的灭菌效果。干热灭菌法利用恒温干燥箱，将其内部温度调节至 $155\sim165$ ℃，持续 $70\sim90$ 分钟后，将培养基放置在干燥箱中，达到灭菌的效果。消毒剂消毒法常用的试剂包括甲醛、高锰酸钾、乙醇，用 $0.5\%\sim0.6\%$ 氯化汞、12.5% 次氯酸钠、饱和漂白粉等进行灭菌可达到良好的效果。抗生素抑菌法中常见的抗生素包括青霉素、链霉素和新霉素，将抗生素添加在培养基中可以有效预防微生物感染，以此达到抑菌的效果。

【实验设备和材料】

试管、三角瓶、烧杯、量筒、玻棒、天平、牛角匙、高压灭菌锅、pH 试纸(pH 值为 $5.5\sim9.0$)或 pH 计、牛皮纸、记号笔、标签纸、麻绳或橡皮筋、纱布等。

【实验方法】

培养基的配制步骤包括：溶液配制、pH 值调节、过滤澄清、分装、封口、灭菌和放置冷却。

1. 溶液配制

向容器内加入所需蒸馏水的一部分，按照培养基的配方，称取各种原料，依次加入使其溶解。对蛋白胨、肉膏等物质，需加热溶解。配制固体培养基时，先将上述已配好的液体培养基煮沸，再将称好的琼脂加入，继续加热至完全融化，并不断搅拌，以免琼脂糊底烧焦。

2. pH 值调节

用 pH 试纸(或 pH 电位计)测试培养基的 pH 值，如不符合需要，可用 10% HCl 或 10% NaOH 进行调节，直到调节到配方要求的 pH 值为止，最后补足所需水分。

3. 过滤澄清

用滤纸、纱布或棉花趁热将已配好的培养基过滤。用纱布过滤时，最好折叠成六层，用滤纸过滤时，可将滤纸折叠成瓦楞形，铺在漏斗上过滤。

4. 分装

已过滤的培养基应进行分装。如果要制作斜面培养基、液体培养基或半固体培养基，需将培养基分装于试管中。如果要制作固体培养基，则需将培养基分装于锥形瓶中。分装时，注意不要使培养基黏附管口或瓶口，以免引起杂菌污染。装入试管的培养基量，视试管的大小及需要而定。一般制作斜面培养基时，每只 $15mm\times150mm$ 的试管，装 $3\sim4mL$($1/4\sim1/3$ 试管高度)，如制作深层培养基，每只 $20mm\times220mm$ 的试管装 $12\sim15mL$。每只锥形瓶装入的培养基，量一般以其容积的一半为宜。

5. 封口

分装完毕后，需要用塞子或者封口膜堵住管口或瓶口。堵塞子的主要目的是过滤空气，避免污染。注意需要使用透气塞子，一方面避免灭菌后容器内压力变小而无法打开塞子，另一方面保证细菌培养过程中有空气进入。试管和锥形瓶应盖上厚纸用橡皮筋捆扎，准备灭菌。

6. 灭菌

根据培养基的成分和性质不同，选用不同的灭菌方法，见表 2-1。其中最常用的为高压蒸汽灭菌法。目前全自动高压灭菌锅已经普及，虽然不同厂家制造的高压蒸汽灭菌锅不尽相同，但其大致操作步骤相同。

表 2-1 培养基的灭菌方法

灭菌方法	使用范围	灭菌流程
高压蒸气灭菌法	用于基础培养基等耐高温培养基的灭菌	将培养基放置在高压蒸汽灭菌锅中，经 121℃，灭菌 15～25分钟
间歇灭菌法	用于含糖、明胶、血清、牛乳、鸡蛋等不耐高温物质配制的培养基灭菌	在 100℃ 条件下放置 30 分钟杀死培养基内杂菌的营养体，然后将这种含有芽孢和孢子的培养基在温箱内或室温下放置 24 小时，使芽孢和孢子萌发成为营养体。这时再在 100℃ 条件下灭菌 30 分钟，再放置 24 小时。如此连续灭菌 3 次，即可达到完全灭菌的目的
水浴低温灭菌法	用于血清、腹水、组织液等配制的培养基的灭菌	将血清、腹水、组织液等配制的培养基在 56～57℃ 水浴中加热 1 小时，以保持液体状态，连续 5～7 天
血清凝固器灭菌	用于富含蛋白质的培养基（如含血清、鸡蛋清的培养基）的灭菌	将分装好的培养基（一般做成斜面）放在血清凝固器中，灭菌条件分别为第 1 天经 75℃ 灭菌 30 分钟，第 2 天经 80℃ 灭菌 30 分钟，第 3 天经 85℃ 灭菌 30 分钟，在三次灭菌的间隙将培养基置于 35℃ 温箱孵育过夜
过滤除菌	用于血清、细胞培养液等不可加热的培养基的灭菌	溶液的量比较大时，可以采用已灭菌的抽滤瓶，预先垫好 0.22μm 的滤膜进行过滤。抽滤瓶灭菌前要检查封口，用纱布或棉花堵实，使用时，不用在无菌室中进行，只要保证收集瓶为无菌状态就可以。抽滤后，将过滤好的溶液在无菌条件下倒入已灭菌的空试剂瓶中。溶液量少时，在无菌室内用一次性注射器和一次性 0.22μm 滤膜过滤

（1）准备工作：检查灭菌锅内的水位，应当浸没加热圈并不高于套桶底部。若水量不足，需加入蒸馏水或去离子水并浸没加热圈；若不慎加入过量的水，应使用排液阀排出多余的水后使水位合适。灭菌锅在使用前必须关闭排液阀。检查排气管，使其浸在水盆里，并确保管口一定浸在水面以下。

（2）灭菌操作：放入要进行高压灭菌的物品，最好将物品放入灭菌金属筐内，再放入灭菌锅内进行灭菌。将顶盖转到灭菌锅正上方关紧。打开电源，设定温度、时间后并按 SET 键确认，按 START 键开始高压灭菌。灭菌结束，灭菌锅发出警报声，待温度降低到 80℃ 仔细检查压力表读数是否为零，确认为零，关闭总电源后可以开启顶盖。开启时，操作者头部应略微后仰。开盖后，可以先让锅内物品稍微冷却后再取出。若由于非常规原因导致灭菌异常终止，可使用安全阀放空锅内高压蒸汽，待压力表读数为零后打开顶盖。

7. 放置冷却

培养基灭菌后，如制作斜面培养基和平板培养基，须在培养基未凝固时进行。

（1）制作斜面培养基：在实验台上放 1 支长 0.5～1m，厚度为 1cm 左右的物体。将试管头部枕在该物体上，使管内培养基自然倾斜，凝固后即成斜面培养基。

（2）制作平板培养基：将刚刚灭过菌的盛有培养基的锥形瓶和培养皿放在超净工作台上，点燃酒精灯，右手托起锥形瓶瓶底，左手拔下棉塞，将瓶口在酒精灯上稍加灼烧，左手打开培养皿盖，右手迅速将培养基倒入培养皿中，每皿约倒入 10mL，以铺满培养皿底为度。铺放培养基后放置 15 分钟左右，待培养基凝固后，再将 5 个培养皿一叠，倒置过来，平放在恒温箱里，24 小时后检查，如培养基未长杂菌，即可用来培养微生物。

（3）制作半固体培养基：将灭菌后的半固体培养基垂直放置在试管架上，冷却凝固。

（4）制作琼脂高层培养基：将灭菌后的培养基垂直放置在试管架上，冷却凝固。

【实验结果】

平板培养基表面平整，盖子上无冷凝水或只有很少冷凝水，将培养基平放在恒温箱里，24 小时后检查无菌长出。接种合适菌种后，细菌可生长。

【注意事项】

（1）若在灭菌前分装培养基，一定要等培养基中琼脂完全融化后再分装；若在灭菌后分装培养基，一定要注意无菌操作，避免污染培养基。

（2）任何时候只有当压力表显示压力为零才能打开灭菌锅顶盖。任何时候灭菌前需注意：灭菌锅内的水位是否合适，是否浸没加热圈；顶盖是否已经盖紧；安全阀是否已关闭；左侧下方排气管是否浸在水面以下。

（3）灭菌时至少要留出容器 1/4 的空间，这样沸腾的液体就不会溢出。灭菌时要把容器的盖子松开，防止容器内压力过大，致使容器破裂。取出已经灭菌的容器前要拧紧容器的盖子，避免空气进入容器染菌。

（4）取灭菌物品时，应戴上防热手套，手套应该大且质地厚重。灭菌后的物品应放在室温下缓慢冷却，如立即放入冷库，玻璃容易破碎。

（5）制作平板培养基的时候，温度不能过高，否则盖子上会聚集过多的冷凝水，影响细菌的分离，并造成污染；同时温度也不能过低，否则培养基易凝固在三角瓶中，或者使平板表面不平。如果遇到培养基凝固在三角瓶中，可以适当加热使其重新溶解后再制作平板。

（6）制作平板时一定要注意无菌操作，分装的时候注意溶液不要黏附在培养基管口或瓶口。制作培养基时避免使用金属器皿，防止金属元素进入培养基，影响培养基性质。

【临床意义】

培养基的制备和消毒灭菌是临床上微生物分离、筛选和鉴定的基础操作，是临床检验必备的技能。

（陈倩倩　李明琦　卢小玲　范家文）

实验四　微生物接种与培养

【实验目的】

（1）掌握常见微生物分离、接种方法。

（2）熟悉微生物接种和培养原理，无菌操作基本环节。

【实验原理】

（一）微生物的接种

微生物在自然界中混合生长，若想获得特定的菌种，必须将其从其他微生物中分离出来。在实验操作过程中，保存菌种时无菌操作不谨慎，也会遇到菌种被其他细菌污染的情况，此时受到污染的菌种也需要进行分离纯化。微生物的分离和纯化方法很多，但基本原理却是相似的，即将待分离的样品进行一定的稀释，并使微生物的细胞（或孢子）尽量以分散状态存在，然后使其长成一个个纯种单菌落。然而上述工作又离不开接种，即将一种微生物移到另一灭过菌的培养基上的过程。

根据目的菌种的性质、培养目的和培养基的种类不同，接种方法也不尽相同。对混有多种细菌的接种，可采用划线分离和培养的方法，使原来混杂在一起的细菌沿划线在琼脂平板表面分离，得到分散的单个菌落，以获得纯种。平板划线分离法通常有两种方法，即分区划线分离法和连续划线分离法。另外还可用点植接种法进行接种，此法适用于观察霉菌的菌落特征。琼脂斜面接种一般主要用于菌落的移种，以获得纯种进行鉴定和保存等。穿刺接种法多用于半固体培养基或双糖铁、明胶等具有高层的培养基接种，半固体培养基的穿刺接种可用于观察细菌的动力。液体培养基接种法用于各种液体培养基，如肉汤、蛋白胨水、糖发酵管等的接种。倾注平板法主要用于饮用水、饮料、牛乳等标本中的细菌计数。涂布接种法多用于纸片扩散法药敏试验的细菌接种。

（二）微生物的培养

微生物的生长繁殖除了需要培养基提供营养物质外，还需要合适的温度和气体环境。根据菌种和培养目的，可选用不同的培养方法。通常把细菌的培养方法分为需氧培养、二氧化碳培养、微需氧培养和厌氧培养四种。需氧培养指需氧菌或兼性厌氧菌在有氧条件下培养。在初次分离时，须在 5%～10%二氧化碳环境中培养微生物。微需氧菌培养的微生物在大气中及绝对无氧环境中均不能生长，在含有 5%～6%氧气、5%～10%二氧化碳和 85%氮气的气体环境中才可生长。厌氧菌对氧敏感，培养过程中需创造低氧化还原电势的厌氧环境。

【实验设备和材料】

超净工作台或生物安全柜、恒温培养箱、接种环（针）、玻璃棒、涂布棒、吸管、酒精灯、平板培养基、斜面培养基、半固体培养基、菌种、记号笔。

【实验方法】

（一）微生物的接种

1. 平板划线分离培养法

分区划线分离法：此法常用于含菌量较多的细菌的分离。其原理是将微生物样品在固体培养基表面做多次"由点到线"稀释而达到分离目的。具体方法为：

（1）用 75%酒精擦手消毒，待酒精挥发后点燃酒精灯，在平板底部，用记号笔标记姓名、日期、菌种等信息。

（2）将接种环在酒精灯外焰上灼烧，烧至通红后顺着接种环向上，将接种环手柄非手持部分均匀烧灼一下，待接种环冷却取一坏菌种。

（3）左手握琼脂平板，靠近火焰周围，用手指稍抬起培养皿盖，同时右手持接种环伸入培养皿内，在平板上约四分之一区划线，划线时接种环与平板表面成 30°～40°，轻轻接触，以腕力在表面做轻快的滑动，切勿将平板划破。

（4）关闭培养皿盖，旋转平板约 60°角，灼烧接种环，杀死接种环上剩余的菌种，等接种环冷却后，用第三步相同的方法将接种环伸入皿内，在第一区域划过线的地方稍接触一下后，在第二区域继续划线。

（5）重复第四步两次，分别在第三区域和第四区域划线，最终在平板上划线的轨迹如图 2-3 所示，关闭培养皿盖，将接种环在火焰上烧灼，杀死残留的菌种后放回原处。

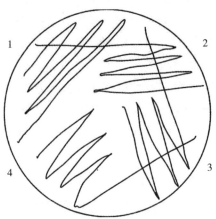

图 2-3　固体培养基分区划线分离法

（6）接种完毕后，将培养皿倒置放入恒温培养箱中培养。

连续划线分离法：此法常用于含菌量不多的标本的培养或培养物中细菌的分离培养。此法的操作手法与分区划线分离法类似，区别在于划线时直接从一端开始"之"字形划线，直至划到另一端结束，最终划在培养皿上的轨迹如图2-4所示。

图2-4　固体培养基连续划线分离法

2. 琼脂斜面接种法

琼脂斜面接种主要用于传代活化、纯化培养、鉴定或保存菌种。一般先从平板培养基挑取分离的单个菌落，或者从斜面、液体培养基中挑取纯培养菌接种。以挑取纯培养菌为例，其手法如图2-5所示。

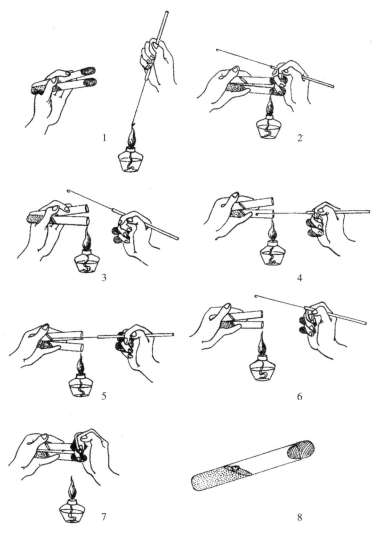

图2-5　琼脂斜面接种法

（1）操作前，先用75％酒精擦手，待酒精挥发后点燃酒精灯，在即将接种的斜面试管表面，用记号笔标记姓名、日期、菌种等信息。

（2）若菌种在试管内，则将菌种管和斜面同时握在左手大拇指和其他四指之间，让斜面和有菌种的一面向上。

（3）右手持接种环，在火焰上灼烧灭菌，然后将接种环手持以外的地方也过火灼烧灭菌。

（4）用右手小指和无名指以及手掌夹住试管塞，将试管塞在酒精灯附近拔出，将菌种和斜面的试管口在火焰上快速晃动灼烧（切勿太烫），避免管口的细菌进入试管内。

（5）将接种环冷却后伸进菌种管内，刮取少许菌种后从菌种管抽出。

（6）将沾有菌种的接种环伸进斜面试管里，从斜面最前端"之"字形划线到另一端，如图2-6所示。若接种真菌菌落为局限性生长的曲霉菌、青霉菌等采用上下涂布法接种；菌落为扩散性生长的根霉菌、毛霉菌等采用点植法接种。

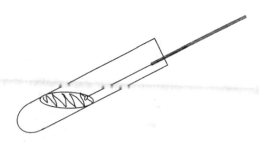

图2-6　琼脂斜面划线

（7）抽出斜面试管内的接种环，再次灼烧管口，塞上试管塞。将接种环在火焰上灼烧，杀死残留的菌种后放回原处。

（8）接种完毕后，将试管插入试管架，放入恒温培养箱中培养。

3. 穿刺接种法

穿刺接种法主要用于半固体培养基接种。具体操作方法为：

（1）先用75％酒精擦手，待酒精挥发后点燃酒精灯，在即将接种的试管表面，用记号笔标记姓名、日期、菌种等信息。

（2）若菌种在试管内，则将菌种管和半固体培养基同时握于左手大拇指和其他四指之间，让有菌种的一面向上。

（3）右手持接种针，在火焰上灼烧灭菌，然后将接种针手持以外的地方也过火灼烧灭菌。

（4）用右手小指和无名指以及手掌夹住试管塞，将试管塞在酒精灯附近拔出，将菌种和斜面的试管口在火焰上快速晃动灼烧（切勿太烫），避免管口的细菌进入试管内。

（5）将接种针冷却后伸进菌种管内，刮取少许菌种后从菌种管抽出。

（6）将接种针迅速伸进半固体培养基试管，由培养基中央垂直刺入至距管底0.4cm处，再沿穿刺线退出接种针，如图2-7A所示。双糖铁等有高层及斜面之分的培养基，穿刺退出接种针后直接划线接种斜面部分（图2-7B）。

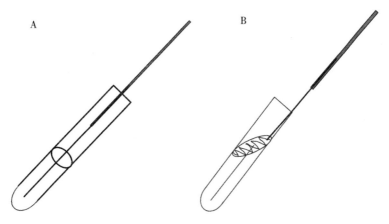

图 2-7 穿刺接种法

A. 普通穿刺接种法；B. 双糖铁培养基穿刺接种法

(7)抽出斜面试管内的接种针，再次灼烧管口，塞上试管塞。将接种针在火焰上灼烧，杀死残留的菌种后放回原处。

(8)接种完毕后，将试管放进试管架，再置于恒温培养箱中培养。

4. 液体培养基接种法

液体培养基接种法用于各种液体培养基(如肉汤、蛋白胨水、糖发酵管等)的接种，方法较为简单。具体操作步骤如下。

(1)先用 75% 酒精擦手，待酒精挥发后点燃酒精灯，在即将接种的液体培养管表面，用记号笔标记姓名、日期、菌种等信息。

(2)将接种环在酒精灯外焰上灼烧，烧至通红后顺着接种环向上，将接种环手柄非手持部分均匀烧灼一下，待接种环冷却取一环菌种。如接种霉菌菌种时，若用接种环不易挑起培养物时，可用接种钩或接种铲进行。

(3)打开液体培养基的塞子，将管口在火焰上快速晃动灼烧(切勿太烫)，避免管口的细菌进入试管内。

(4)倾斜液体培养管，在液面与管壁交界处做研磨动作，将菌种留在管壁处(以液体培养管直立后，培养基可淹没接种物为准)。这种接种方法避免了接种环与液体的过多接触，也可根据需要使用吸管、滴管或注射器吸取培养液移至新液体培养基即可。

(5)抽出管内的接种环，再次灼烧管口，液体培养管塞上塞子后直立放置。将接种环置于火焰上灼烧，杀死残留的菌种后放回原处。

(6)将接种好的液体培养基放入恒温培养箱或摇床中培养。

5. 倾注平板法

倾注平板法主要用于饮用水、饮料、牛乳等标本中的细菌计数。具体操作如下。

(1)先用 75% 酒精擦手，待酒精挥发后点燃酒精灯，在即将接种的平板底部，用记号笔标记姓名、日期、菌种等信息。

(2)左手握琼脂平板，靠近火焰周围，用手指稍抬起培养皿盖，取纯培养物的稀释液或原标本 1mL，在酒精灯火焰附近加入无菌培养皿内。

（3）再将已融化并冷却至 45～50℃左右的琼脂培养基 15～20mL 倾注入该无菌培养皿内。

（4）将两种液体混合均匀，待凝固后置 37℃条件下培养，长出菌落后进行菌落计数，以求出每毫升标本中所含菌数。

6. 涂布接种法

本法多用于纸片扩散法药敏试验的细菌接种和细菌计数。具体操作如下。

（1）先用 75％酒精擦手，待酒精挥发后点燃酒精灯，在即将接种的平板底部，用记号笔标记姓名、日期、菌种等信息。

（2）左手握琼脂平板，靠近火焰周围，用手指稍抬起皿盖，将适量的菌液加到琼脂培养基表面。

（3）将灭菌的涂布棒或棉拭子于不同的角度在琼脂表面反复涂布，使被接种液均匀分布。

（4）将平板正置 15 分钟，待表面液体挥发或者被培养基吸收后，再将平板倒置，放入恒温培养箱中培养。

7. 平板点植接种法

平板点植接种法主要用于观察霉菌的菌落特征。具体操作如下。

（1）先用 75％酒精擦手，待酒精挥发后点燃酒精灯，在平板底部，用记号笔标记姓名、日期、菌种等信息。

（2）左手持接种针，在火焰上灼烧灭菌，然后将接种针手持以外的地方也过火灼烧灭菌。

（3）用接种针蘸取无菌生理盐水后，挑取斜面或者平板上少许菌丝或者孢子。

（4）以三个角三点的形式用接种针将菌种轻轻点种于平板培养基上。

（5）关闭培养皿盖，将接种环在火焰上烧灼，杀死残留的菌种后放回原处。

（6）接种完毕后，将培养皿正置放入恒温培养箱中培养。

（二）微生物的培养

菌种和培养目的不同，微生物的培养方法也不同。根据菌种对气体的需求不同可将培养方法分为需氧培养、二氧化碳培养、微需氧培养和厌氧培养。另外不同的菌种的培养温度也不尽相同，一般细菌培养条件为 37℃，18～24 小时，真菌则为 28～30℃，3～4 周。

1. 需氧培养

需氧培养指需氧菌或兼性厌氧菌在有氧条件下的培养。将已接种好的平板（倒置）、斜面（试管架放置）、液体培养基（试管架放置）、半固体培养基（试管架放置）等，置于恒温培养箱内培养，无特殊要求的细菌培养 18～24 小时均可生长，少数生长缓慢的细菌需要培养 3～7 天甚至 1 个月才能生长。

2. 二氧化碳培养

某些细菌需要在 5％～10％的二氧化碳环境中才能生长。常用的二氧化碳培养法有二氧化碳培养箱法、烛缸培养法、气袋法和化学法。

(1)二氧化碳培养箱法：该方法为使用二氧化碳培养箱培养，二氧化碳培养箱能自动调节二氧化碳的含量、温度和湿度，使用比较方便。

(2)烛缸培养法：该方法利用封闭环境燃烧氧气控制培养环境中二氧化碳的浓度，具体操作为在有盖的磨口标本缸或玻璃干燥器内放置接种好的培养基，点燃蜡烛后放置于缸内稍高于培养物的位置，将凡士林涂抹在缸盖或缸口加盖密闭。因缸内蜡烛燃烧，之后氧气逐渐耗尽而火焰熄灭，熄灭后容器内二氧化碳含量为5%～10%。

(3)气袋法：该方法为在密封环境中释放二氧化碳，以控制二氧化碳的浓度。具体操作为：将接种标本的培养皿放入无毒透明的塑料袋内，同时袋内放置二氧化碳产气管，尽量除去袋内空气后密封袋子，从外部掰断袋内已置的二氧化碳产气管(安瓿)产生二氧化碳，数分钟内就可达到需要的二氧化碳培养环境。然后将装有培养皿的气袋置于35℃普通培养箱中培养。

(4)化学法：化学法中最常用的为碳酸氢钠-盐酸法。将接种标本的培养皿放入玻璃缸内，另外按比例称取碳酸氢钠和浓盐酸(碳酸氢钠 0.4g/L，盐酸 0.35mL/L)，将二者分别放置在容器内，连同容器置于玻璃缸内，加盖密封玻璃缸，倾斜玻璃缸使盐酸与碳酸氢钠接触而生成二氧化碳。然后将玻璃缸放入 35℃孵育箱内孵育。

3. 微需氧培养

微需氧菌(如空肠弯曲杆菌、幽门螺杆菌等)在空气中和绝对无氧环境中都不能生长，只有在含有 5%～6% 氧气、5%～10%二氧化碳和 85%氮气的气体环境中才能生长。培养此类细菌需要将接种标本的培养基置于上述气体环境中，在 35℃条件下进行培养。实现此种环境往往需要先将接种好的培养基置于容器中密封，然后用真空泵抽尽空气，再注入上述比例的气体。

4. 厌氧培养

厌氧菌对氧敏感，专性厌氧菌细胞内缺乏超氧化物歧化酶，无法消除机体在有氧环境下产生的超氧阴离子自由基，故此类菌容易受氧毒害，因此培养过程中需创造低氧化还原电势的厌氧环境。厌氧培养常用美蓝作为厌氧度的指示剂。厌氧培养法主要包括厌氧罐法、厌氧手套箱培养法、需氧菌共生厌氧法等，其中厌氧手套箱培养法为严格的厌氧技术。

(1)厌氧罐法：指利用各种方法使密封罐内达到无氧状态而进行培养的方法，例如用抽气换气法以氮气、氢气和二氧化碳驱除罐内的氧气；也可以在碱性溶液中加焦性没食子酸吸除氧气；还可以加氢气或磷与罐内氧气"燃烧"以除去罐内氧气。

(2)厌氧手套箱培养法：厌氧手套箱培养法为严格厌氧技术，该仪器是国际上公认的培养厌氧菌的最佳仪器之一。厌氧手套箱法的原理为利用钯催化剂，将密闭箱体内的氧气和厌氧混合气体催化生成水。厌氧手套箱是一个密闭的金属箱，箱前装有透明面板，面板上装有两个供伸手操作的手套。该方法适用于厌氧菌的大量培养。

【实验结果】

见细菌的培养观察章节。

【注意事项】

（1）将菌种接种于液体培养基时，切勿用接种针在液体培养基中搅拌，以免形成气溶胶，造成实验室污染。

（2）微生物接种的操作要在酒精灯附近进行，操作过程种的平皿盖不可放在桌子上，试管塞和瓶塞也要用小指、无名指和手掌夹住外露部位，不可放在操作台上，避免微生物污染。

（3）接种前和接种后的接种针或接种环都要经火焰灼烧，前者是避免环境中的微生物污染实验过程，后者是防止实验中的微生物污染环境。

【临床意义】

微生物的分离和培养是鉴定微生物的重要手段，有助于临床对患者的诊断和治疗。

（陈倩倩　邓　琦　王　肖　莫海英）

实验五　微生物的培养观察

【实验目的】

（1）掌握细菌、酵母菌、放线菌和真菌的菌落特征、细菌在固体培养基和液体培养基的生长现象。

（2）熟悉细菌、酵母菌、放线菌和真菌的菌落在其形态学鉴定上的重要性。

【实验原理】

（一）细菌在固体培养基上的培养现象

微生物在不同的培养基中的生长现象不同。在固体培养基接种线上由母细胞繁殖长成的一片密集的、具有一定形态结构特征的细菌群落，一般为大批菌落聚集而成，称之为菌苔；单个菌经分裂繁殖，形成的一个肉眼可见的细菌集团，称为菌落。各种菌在平板上形成的菌落具有一定的特征，可用来鉴别某些简单的微生物。

1. 细菌的菌落形态

细菌的菌落一般较湿润、光滑、透明、易挑起，菌落正反面及边缘与中央部位的颜色一致，且菌落质地较均匀。菌落往往较小、较薄且有"细腻"感。

据细菌菌落表面特征不同，可将菌落分为 3 型：

（1）光滑型菌落（S 型菌落）：此类菌落表面光滑、湿润、边缘整齐。一般新分离的细菌大多数为光滑型菌落。

（2）粗糙型菌落（R 型菌落）：此类菌落表面粗糙、干燥，呈皱纹或颗粒状，边缘大多不整齐。一般 R 型菌落是由 S 型细菌变异后失去菌体表面的多糖或蛋白质而形成的。不过也有少数细菌新分离的毒力株就是 R 型，如炭疽杆菌和结核分枝杆菌等。

（3）黏液型菌落（M 型菌落）：此类菌落黏稠，有光泽，似水珠样。一般该类菌落多见于有厚荚膜或丰富黏液层的细菌和结核杆菌等。

在血平板上培养的细菌会出现三种溶血特征：

α溶血：又称半溶血，指菌落周围培养基出现 1～2mm 草绿色环，为高铁血红蛋白所致，出现此类现象的细菌可能为条件致病菌。

β溶血：又称完全溶血，指菌落周围形成一个完全清晰透明的溶血环，为细菌产生的溶血素完全溶解红细胞所致，出现此类现象的细菌一般为致病菌。

γ溶血：即不溶血，菌落周围的培养基没有变化，红细胞没有溶解或缺损，出现此类现象的细菌一般为非致病菌。

2. 放线菌的菌落形态

放线菌菌落局限生长，小而薄，多为圆形，边缘呈辐射状，外观为干燥、不透明的丝状、绒毛状或皮革状等。由于营养菌丝伸入培养基中使菌落和培养基紧密连接，故菌丝不易被挑起。一般情况下，放线菌的菌落中心的颜色比边缘深，另外，因为气生菌丝、孢子和营养菌丝颜色不同，放线菌菌落的正反面往往呈现不同颜色。

3. 酵母菌的菌落形态

酵母菌的菌落一般较湿润、光滑、易挑起，菌落正反面及边缘、中央部位的颜色一致，但其菌落一般比细菌大、厚而且透明度较差。

4. 霉菌的菌落形态

霉菌的菌落大而疏松，由于霉菌的孢子形状、构造和颜色不同，霉菌菌落表面往往结构和色泽也不同，霉菌的菌落在固体培养基上生长一般呈棉絮状（毛霉菌）、蜘蛛网状（根霉菌）、绒毛状（曲霉菌）和地毯状（青霉菌）。

5. 四大类微生物菌落的异同

四大类微生物中，细菌和酵母菌的形态类似，放线菌和霉菌的形态类似。

（1）细菌和酵母菌的区分：二者都为单细胞，菌落中的各个细胞之间充满毛细管水和养料等，因此它们具有湿润、光滑、透明、容易挑起以及菌落的正反面、边缘和中央部位颜色一样等相同的特征。但是二者也有一些明显的区别。细菌细胞小，故其形成的菌落较小、薄、透明，并且有"细腻"感；而酵母菌细胞较大，较厚，透明度较差。另外，有些细菌具有鞭毛的特殊结构，其菌落的形态差异也能体现出来：无鞭毛的细菌菌落较圆并且有凸起；而有鞭毛的细菌菌落，因为细菌的运动特性，菌落形态往往会更大、更扁平，运动能力越强的细菌，其菌落形态越大、越扁平，其边缘结构也会出现不规则、缺刻状和迁移性。但也有例外的情况，譬如假丝酵母因为能形成藕节状的假菌丝，使其细胞容易向外圈扩散，也会造成菌落大而扁平，且边缘不整齐的现象。细菌和酵母菌的菌落颜色也有区别，由于不同的细菌产生不同色素，往往使得细菌的菌落呈现五颜六色，而酵母菌产生的色素比较单一，一般为矿蜡色，少数为橙红色，个别为黑色。此外，细菌和酵母菌菌落的气味也有所不同，细菌因能分解含氮有机物会产生臭味，酵母菌因为普遍能发酵含碳有机物而产生醇类，因此往往会伴有酒香味。

（2）放线菌和霉菌的区分：放线菌和霉菌都呈丝状，在固体培养基上生长有基内菌丝（营养菌丝）和气生菌丝。基内菌丝伸至培养基中，使菌落和培养基紧密连接，因此不容易被挑起，并且有的菌丝会分泌水溶性色素，使培养基变色；气生菌丝向空间生长，菌丝之间没有毛细管水，所以放线菌和霉菌的菌落外观一般比较干燥，但有些气生菌丝生长后期会分泌液滴，使菌落上出现水滴。二者的菌落形态之间也有区别：放线菌菌落比较小，因为放线菌为原核生物，其菌丝比较纤细，生长速度也比较缓慢。放线菌的气生菌丝在生长后期会逐渐分化出孢子丝，形成大量孢子，所以表面呈紧密的绒状或粉状等特征。防线菌的菌丝伸入培养基中，常引起菌落边缘的培养基凹陷。另外，放线菌往往还会产生土腥味或冰片味。而霉菌是真核生物，所以其菌丝往往是放线菌的几倍之粗，长度也是其几倍至几十倍长，生长速度也较放线菌更快，所以霉菌的菌落往往较大。除此之外，霉菌的气生菌丝会形成一定性状、构造和色泽的子实器官，所以霉菌的菌落表面往往也会呈现出肉眼可见的构造和颜色。

四大类微生物菌落形态的识别如下表2-2所示。

表2-2 四大类微生物菌落形态识别

干燥情况	湿润				干燥		
菌落颜色	正反面颜色一致				正反面、中央与边缘颜色不一致		
菌落大小	小		大		小	大	
菌落隆起	扁平	隆起	扁平	隆起	致密	致密	疏松
可能的种类	细菌		酵母菌		放线菌	霉菌	

(二)细菌在半固体培养基上的培养现象

半固体培养基一般用于观察微生物的动力情况，由于固体培养基中琼脂含量高，培养基凝固后阻力较大，所以细菌很难在其中运动。在液体培养基中，由于培养基具有流动性也很难观察到细菌的运动。而半固体培养基的琼脂凝固后其阻力适中，所以能够观察到细菌的动力。有鞭毛的细菌往往能够在半固体培养基中运动，用半固体培养基穿刺接种培养后，此类细菌因为能运动，可迁移至穿刺线周围，因此能够在半固体培养基上观察到羽毛状或者云雾状的生长。而没有鞭毛的细菌往往不能向周边运动，在半固体培养基上穿刺培养后，只在穿刺线上生长。

(三)细菌在液体培养基上的培养现象

细菌在液体培养基中有3种生长现象：大多数细菌在液体培养基上生长繁殖后呈均匀混浊状；少数链状排列的细菌，如链球菌、炭疽芽孢杆菌等，则呈沉淀生长；枯草芽孢杆菌、结核分枝杆菌和铜绿假单胞菌等专性需氧菌一般呈表面生长，常形成菌膜。

【实验设备和材料】
接种培养后的各种微生物。
【实验方法】
(一)固体培养基上菌落形态的观察
1. 细菌和酵母菌菌落特征的观察与描述
菌落的描述如下表2-3所示。

表 2-3 细菌和酵母菌菌落形态描述

菌落特征	常见特征
菌落大小	大菌落(5mm 以上)、中等菌落(3～5mm)、小菌落(1～2mm)、露滴状菌落(1mm 以下)
菌落表面	光滑、褶皱、放射状、根状
菌落形状	点状　圆形　线状　不规则　假根状　纺锤形
菌落边缘	完整　波状　裂中状　啮蚀状　丝状　卷曲
菌落隆起	扁平　拱起　凸透镜状　枕状　脐突状
菌落颜色	乳白色、灰白色、金黄色、粉红色等
透明度	透明、半透明、不透明等

2. 放线菌和霉菌菌落特征的观察与描述

菌落的描述如下表 2-4 所示。

表 2-4 放线菌和霉菌菌落形态描述

菌落特征	常见特征
菌落大小	分为局限生长和蔓延生长，用格尺测量菌落的直径和高度
菌落表面	粗糙、同心圆、辐射状沟纹、粉状、绒毛状或皮革状，疏松或紧密，有无水滴等
菌落颜色	菌落正面颜色(包括气生菌丝或孢子颜色)； 菌落反面颜色(营养菌丝颜色)； 有否水溶性色素(色素会渗入培养基中，使菌落周围的培养基颜色改变)
菌落组织形状	棉絮状、蜘蛛网状、绒毛状和地毯状

(二)细菌在液体培养基中的生长现象

细菌在液体培养基中一般有三种生长现象，如图 2-8 所示。

(1)浑浊生长：大多数细菌在液体培养基中生长繁殖后均匀分布在培养液中，使培养液呈均匀浑浊的状态，此种生长现象为浑浊生长。

(2)菌膜生长：专性需养菌，如枯草芽孢杆菌、结核分枝杆菌和铜绿假单胞菌在液体培养基中生长繁殖时，因为好氧会集中分布在靠近空气的液面上，数量达到一定的程度时，可肉眼观察到液面上形成一层膜，而培养基依然澄清，这种生长现象称之为菌膜生长。

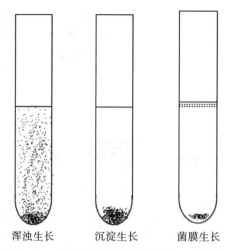

浑浊生长　　　沉淀生长　　　菌膜生长

图2-8　细菌在液体培养基中的生长状态

(3)沉淀生长：链状排列的细菌，如链球菌、炭疽芽孢杆菌等，生长繁殖后会沉淀在液体培养基底部，而培养液依然澄清，这种生长现象为沉淀生长。

另外，菌膜生长和浑浊生长的细菌随着培养时间增加，一些细菌死亡沉淀至底部，往往能在底部观察到沉淀。

(三)细菌在半固体培养基中的生长状态

没有鞭毛的细菌，无法运动，在半固体培养基上穿刺接种后，只能在穿刺线上生长，称之为穿刺线生长或者线状生长。有鞭毛的细菌可以在半固体培养基中扩散开，不同细菌运动能力不同，可以在半固体培养基中长出不同形状，如绒毛状、乳突状、串珠状、丛枝状和假根状等，如图2-9。

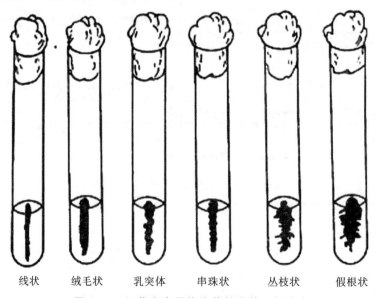

线状　　　绒毛状　　　乳突体　　　串珠状　　　丛枝状　　　假根状

图2-9　细菌在半固体培养基中的生长状态

【实验结果】

将所观察到的平板上的菌落形态填入表中。将液体和半固体培养基上细菌的生长情况用文字描述出来(表2-4,表2-5)。

表2-4 已知菌落的形态描述

微生物种类	菌名	辨别要点				菌落描述						透明度
		湿润		干燥		表面	边缘	隆起形状	颜色			
		厚薄	大小	松密	大小				正面	反面	水溶性色素	
细菌	大肠杆菌											
	金黄色葡萄球菌											
	枯草杆菌											
	伤寒杆菌											
酵母菌	酿酒酵母											
放线菌												
霉菌												

表2-5 未知菌落形态

菌落号	辨别要点				菌落描述						透明度	判断
	湿润		干燥		表面	边缘	隆起形状	颜色				
	厚薄	大小	松密	大小				正面	反面	水溶性色素		
1												
2												
3												
4												
5												

【注意事项】

(1)观察液体培养基中细菌生长状态时,切勿晃动培养基,以免菌膜沉入底部,无法观察到菌膜生长现象。

(2)利用微生物菌落形态鉴别菌种时,注意培养时间,培养时间过长或者过短对细菌的菌落形态都有影响。

【临床意义】

了解细菌在不同培养基中的生长状态，可以简单鉴别细菌的种类；了解其培养特性和运动特性，有利于临床上微生物感染的诊断和治疗。

（陈倩倩）

实验六　菌种的保藏

【实验目的】

(1)掌握常见的微生物菌种保藏方法。

(2)熟悉微生物菌种保藏的重要意义以及各种保藏方法的优缺点。

【基本原理】

在科学研究和生产实践中，往往需要对分离纯化后的菌种进行保藏，以保持原菌种的特性，防止其衰退和死亡。目前，菌种的保藏技术已经成熟，国家也建立了专门的菌种保藏机构。国家菌种保藏机构收集各个菌种，选择其最佳保藏方法进行保藏，以实现菌种的稳定保存和在不同机构之间的交换使用。

保藏菌种即将微生物的新陈代谢水平降到最低，又保证其不会死亡。对于有芽孢或者分生孢子的微生物，首先选择它们的休眠体，然后创造低温、干燥、缺氧、避光和缺少营养的环境以维持其休眠状态。

(一)简易保藏法

常见的较为简单的菌种保藏方法有斜面低温保藏法、半固体穿刺保藏法和石蜡油封藏法，这些方法不需要特殊的设备，普遍用于菌种的短期保存。斜面低温保藏法和半固体穿刺保藏法的原理是利用低温抑制微生物的活动，一般将菌种放置于 2～10℃冰箱即可，但这类方法保存的菌种间隔一段时间后需要重新移植。移植的时间间隔需根据微生物种类不同而定。不产孢子的细菌，大概两周到一个月就需要移植一次，放线菌、酵母菌和丝状真菌大概 4～6 个月移植一次。液状石蜡保藏法是在斜面菌种或者半固体穿刺菌种上添加灭菌的液状石蜡，以隔绝空气。该方法能够通过减少氧气供应抑制生物代谢，因此可以相对延长保存时间，使菌种在 4℃冰箱内可保存一年到几年之久。

(二)干燥保藏法

干燥保藏法是将微生物的水分蒸发，让细菌休眠、代谢停滞，以此实现长期保藏。这种方法一般将微生物或者其孢子吸附在砂土、明胶、硅胶、滤纸、麸皮或陶瓷等载体上，以扩大蒸发面积，进行干燥后保藏，一般可将微生物保藏数年甚至十几年。

(三)冷冻真空干燥保藏法

冷冻真空干燥保藏法是目前最有效的菌种保藏方法之一，其原理是综合利用菌种保藏所需的低温、干燥和缺氧环境进行保藏。这种方法是将待保藏的菌种细胞或者孢子悬浮在保护剂中，将细胞冷冻，使水冰冻，然后在真空环境下，升华去除大部分的水，而不冻结的水则通过蒸发从细胞中去除。该方法保藏的菌种存活率高、变异性小。

(四)液氮超低温保藏法

本法为将菌种冷冻保存在超低温的液氮中，液氮的温度能达到$-196\sim-150℃$，在这种低温环境下微生物基本处于代谢停滞状态，因此该法能够长期维持菌种的性状。但因为该方法会引起菌种中的水分冻结产生冰晶从而损伤菌种，所以一般在冷冻之前会将菌液悬浮在防冻液中，分装在安瓿内进行冻结。不同微生物的渗透性不同，细胞适应的冷冻速度也不同，因此不同的菌种冷冻至$-196\sim-150℃$的速度需要通过实验来确定。

【实验设备和材料】

(1)菌种：待保藏的菌种。

(2)培养基：牛肉膏蛋白胨琼脂斜面或半固体培养基(细菌培养基)、麦芽汁琼脂斜面或半固体培养基(酵母培养基)、高氏1号琼脂斜面培养基(放线菌培养基)、马铃薯蔗糖斜面培养基(真菌培养基)。

(3)器材：干燥器、试管、移液管、接种环、无菌滴管、无菌培养皿、安瓿、冷冻真空干燥装置、液氮冰箱、低温冰箱等。

(4)试剂：医用液体石蜡、10%HCl、五氧化二磷、白色硅胶、10%甘油、10%二甲基亚砜等。

【实验方法】

(一)简易保藏法

1. 斜面传代保藏法

(1)贴标签：在试管外壁上贴上标有菌种名称、接种日期和接种人的标签。

(2)接种：用斜面接种法将待保藏的菌种接种至斜面培养基上。

(3)培养：将接种的菌种在适宜的培养条件下培养(细菌：37℃，18~24小时；酵母菌：28~30℃，36~60小时；放线菌和丝状真菌：28℃，4~7天)。

(4)保藏：将试管开口端用牛皮纸包扎，或用熔化的液状石蜡封住后置于4℃保藏。

2. 半固体穿刺保藏

(1)贴标签：在试管外壁上贴上标有菌种名称、接种日期和接种人的标签。

(2)接种：用穿刺接种法将待保藏的菌种(适用于细菌和酵母菌)接种至半固体培养基上。

(3)培养：将接种的菌种在适宜的培养条件下培养(细菌：37℃，18~24小时；酵母菌：28~30℃，36~60小时)。

(4)保藏：用液状石蜡浸泡的软木塞或者橡皮塞代替原有的透气塞封住试管开口，置于4℃冰箱中保藏。

3. 液状石蜡保藏

(1)液状石蜡准备：将医用液状石蜡用高压蒸汽灭菌法灭菌，连续灭菌两次后置于40℃温箱中2周(或者105~110℃烘箱2小时)，除去液状石蜡中的水分，待液状石蜡变为透明后备用。

(2)培养：用斜面接种法或穿刺接种法接种培养好的菌种。

(3)加液状石蜡：用无菌滴管将液状石蜡加入菌种管中，液状石蜡的液面高于斜面顶端或者半固体培养基1cm左右。

(4)保藏：将试管开口端外包牛皮纸，直立放入4℃冰箱中保藏。使用该方法保藏的放线菌、霉菌和产芽孢菌可以保存2年，保藏的酵母菌和不产芽孢菌可保存1年左右。

(5)恢复：当需要恢复培养时，用接种环从液状石蜡上挑取少量菌种，之后在试管壁上轻轻触碰几下，尽量使油滴除尽，再接种在新鲜的培养基上。新接种的菌种因为液状石蜡的存在，生长较为缓慢，一般还需要再移植一次后才能获得较为良好的菌种。

(二)干燥保藏法

1. 砂土管保藏法

该方法适用于能形成孢子或者芽孢的微生物的保藏。具体操作步骤如下。

(1)处理砂土：取河沙，用60目筛子筛去过大的颗粒，然后用10%HCl浸泡2~4小时或者煮沸30分钟以除去有机物，之后倒去盐酸，用流水冲洗砂子直至流水为中性，将砂子烘干，用磁铁吸去砂子中的铁屑以备用。

(2)砂土管准备：将处理好的砂子装入贴有标记菌种名称、接种日期和接种人标签的试管(10mm×100mm)中，高度约为1cm，塞上棉塞，用高压蒸汽灭菌法(121℃，30分钟)连续灭菌2~3次，或者干热灭菌法(160~170℃)灭菌2小时。灭菌结束后取少量砂子放入牛肉膏蛋白胨培养液或者麦芽汁培养液中，在合适温度下培养一段时间确定无菌后方可使用。

(3)制备菌悬液：用无菌吸管吸取3~5mL无菌水至斜面菌种管内，然后用灭菌后的接种环轻轻搅动，洗下孢子，制成孢子悬液。

(4)加孢子液：吸取制作好的孢子悬液0.1~0.5mL于每管砂土管中(湿润砂土约三分之二的高度)。另外也可以直接用灭菌的接种环挑取3~4环孢子拌入沙土管中。

(5)干燥：将制作好的含菌砂土管放在干燥器中。干燥器里用玻璃皿盛放五氧化二磷或者氯化钙当作干燥剂，待干燥剂呈糊状的时候更换干燥剂，多次更换干燥剂，以保证砂土管干燥，另外，也可用真空泵抽气3~4小时，以加速干燥。

(6)保藏：干燥后的砂土管可以直接保存在干燥器中，也可以将管口用火焰熔封后保存，还可以放入装有干燥剂的大试管中，再用橡皮塞或者蜡封口。

(7)恢复：需要恢复使用砂土管保藏的菌种时，按照无菌操作方法挑取少量混有孢子的砂土接种于新鲜的培养基中，原来的砂土管还可以按照原法继续保存。

2. 麸皮保藏法

麸皮保藏法适用于保藏产孢子的丝状真菌。其具体操作如下。

(1)制造麸皮培养基：称取新鲜的麸皮加水搅拌均匀(麸皮：水=1:0.8~1.5)，按照约1.5cm的高度分装至贴有标记菌种名称、接种日期和接种人标签的试管(保持松散状态)，盖上棉塞后将管口用牛皮纸包扎，用高压灭菌锅灭菌，取出试管将内部麸皮摇散后冷却备用。

(2)培养菌种：将待保藏菌种按照无菌操作要求用接种环接种于麸皮管中，轻轻摇匀后，在 28℃ 培养箱中培养 2～3 天，至观察到菌种充分生长，出现孢子。

(3)干燥：将麸皮菌管放入盛放有氯化钙干燥剂的容器中，在室温下干燥，干燥过程中需更换几次干燥剂。

(4)保藏：可以将干燥后的麸皮管直接在干燥器中低温保藏，也可以将麸皮菌管取出，换成无菌橡皮塞，用蜡封口后低温保藏。此种方法可以保藏菌种一年至数年。

(5)恢复培养：需要恢复使用麸皮保藏法保藏的菌种时，可以按照无菌操作步骤用接种环挑取少量带孢子的麸皮在合适的新鲜培养基中培养。

(三)冷冻干燥保藏法

冷冻干燥保藏法需要用到保护剂，常用的保护剂有脱脂牛奶、血清或者高分子物质与低分子物质(如葡萄糖、蔗糖、乳糖、谷氨酸钠等混合物)。本实验以脱脂牛奶为例进行实践。

(1)准备安瓿：用 10% HCl 浸泡安瓿 8～10 小时，然后用自来水冲洗，之后再用蒸馏水洗，最后将其烘干。准备好标记有菌种名称、接种日期的标签放入瓶内(将有字的一面贴壁放置)。将管口塞上棉花后用高压蒸汽灭菌法灭菌(121℃，30 分钟)，如图 2 - 10(1～2)所示。

(2)制备脱脂牛奶：将牛奶煮沸，除去表面油脂，然后用脱脂棉过滤，之后将其装入离心管(3000r/min，15 分钟)，以除去上层油脂；也可直接用脱脂奶粉配置为 20% 乳液。将准备好的牛奶乳液分装灭菌(112℃，30 分钟)，之后做无菌检查试验。

(3)制备菌液：按照无菌操作要求吸取无菌牛奶 3mL 加入斜面菌种管，然后用接种环轻轻搅动菌苔，可以用手搓试管，以实现细胞或者孢子的均匀悬液。

(4)分装菌液：按照无菌操作要求将菌液分装在安瓿底部，每管大约装 0.2mL(需要统计细菌存活数时，就需要严格定量)。

(5)预冻：剪去安瓿口外的棉花，将剩余的棉花推至离安瓿口 15mm 左右处，再将安瓿管上端热熔后拉成细颈状，如图 2 - 10(3～5)，之后连接至多歧管侧管，将整个多歧管浸入装有干冰和 95% 乙醇的预冻槽内。槽内温度可达到 -50～-40℃，此时菌悬液被冻结成固体。

(6)真空干燥：预冻之后，打开真空泵，并将安瓿升高使安瓿与冰面接触，保持安瓿内菌悬液为固体状态。真空泵开动后，控制真空度，使其在 15 分钟内升至 0.5mm 汞柱，随后逐渐降至 0.1～0.2mm 汞柱。样品基本干燥后，真空度一般高于 0.1mm 汞柱，此时样品温度可以逐渐回升至 30℃ 以下，以加速残留水分的蒸发。观察到样品为松散的片状时认为符合要求。干燥时间根据安瓿的数量、保护剂的性质以及悬浮液的含量而异，一般为 3～4 小时。

(7)封管：样品干燥后，在安瓿细颈处用火焰灼烧、熔封，如图 2 - 10(6)所示。

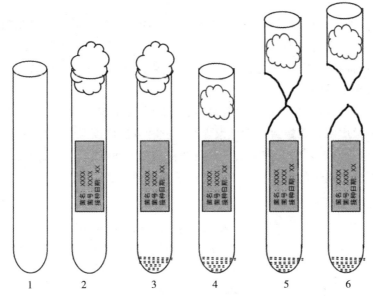

图 2-10　安瓿的形状与熔封过程

1. 安瓿；2. 安放标签；3. 加菌悬液；4. 干燥和密封前棉塞推向管内；5. 拉细颈；6. 熔封

（8）检验：熔封后的安瓿用高频电火花发生器测试其是否真空，若出现淡紫色或者白炽色时，说明符合真空度要求。达标的安瓿可置于4℃环境下保存。

（9）恢复：当要恢复使用该法冻存的菌种时，应先用75％乙醇对安瓿消毒，再用小砂轮在管下挫一道痕，然后轻轻敲断。将合适的培养液加入安瓿中，使干粉充分溶解后，将其吸出，接种至合适的培养基。

（四）液氮超低温保藏法

液氮超低温冻存是目前保存菌种最理想的方法。其操作比较简单，一般是将微生物细胞混悬至含有20％甘油和10％二甲基亚砜的液体培养基中，然后装进冻存管中，缓慢预冷后移入液氮罐的液相中保存。

【实验结果】

将菌种结果记录于表2-6中。

表 2-6　菌种信息登记表

接种日期	菌种名称		培养条件		保藏方法	保护剂	保藏温度	开管存活率	开管日期
	中文	学名	培养基	温度					

【注意事项】

（1）应该用活跃的细菌或者真菌的孢子作为保藏菌种。细菌和酵母菌用对数生长期后期的细胞，放线菌和丝状真菌用成熟的孢子。

（2）用简易保藏法保藏菌种时，温度不能太低，否则斜面培养基会因为结冰脱水加速菌种的死亡。

(3)使用液状石蜡封藏法时如果液状石蜡加入太少,保藏过程中培养基可能会逐渐变干。

【临床意义】

微生物是人类社会的重大财富,其菌种保藏关系到临床疾病的诊断与治疗,因此学生必须熟练掌握微生物保藏的相关理论和技术。

(陈倩倩　许家宁　秦秋红　申海光　朱穗京)

第三章　细菌的分布与外界因素对细菌的影响

实验七　细菌的分布

【实验目的】

(1)了解细菌在自然界和正常人体中的分布。

(2)掌握空气、水、皮肤、口腔、咽喉中细菌的检查方法。

【实验原理】

(一)自然界中细菌的分布

空气中微生物分布的种类和数量因环境不同有很大的差别。由于空气不具备细菌生活所需的基本营养条件，因此它不适宜于细菌的生长繁殖。但细菌可以附着于土壤、尘埃或人、动物呼吸道排出的液体飞沫上，随着空气的流动而扩散。然而空气中的细菌常因阳光照射和干燥作用而被杀灭，只有抵抗力较强的细菌(如含芽孢的细菌)、真菌才能存活较长的时间。因此，我们在空气的细菌检查中常见产芽孢细菌、产色素细菌及真菌孢子等。

水是很适宜于微生物生存的天然环境。水中的细菌来自土壤、尘埃、污水、人畜排泄物等。在日常生活中，我们常用测定细菌总数和大肠杆菌菌群数的方法来判断水的污染程度。目前我国《生活饮用水卫生标准》(GB5749－2022)规定，在每100mL饮用水中不得检出大肠菌群。

(二)正常人体中细菌的分布

皮肤微生态系统中优势种群是丙酸杆菌和表皮葡萄球菌。皮脂腺内寄生的丙酸杆菌可将皮脂中三酰甘油分解成游离脂肪酸，对皮肤表面金黄色葡萄球菌、链球菌、真菌感染起到一定抑制作用。表皮葡萄球菌能分泌自溶酶，溶解一些潜在致病菌，形成皮肤第一道生物保护屏障。

人的口腔和咽喉给微生物提供了舒适的温度、湿度和营养源，为各种微生物的定居和生长繁殖提供了适宜的环境条件。口腔中常见甲型链球菌、葡萄球菌、类白喉棒状杆菌、乳杆菌、奈瑟菌等，咽喉中常见链球菌、类白喉棒状杆菌、乳杆菌、奈瑟菌等。

此外，在消化道、呼吸道、泌尿生殖道等人体与外界相通的腔道中都有细菌分布。

(三)细菌分布的检测与观察

平板培养基含有细菌生长繁殖所需要的营养成分，可将不同来源的样品接种到相应培养基中，并在适宜的条件下培养。若有样品中存在微生物，一般会在 $16\sim48$ 小时内出现肉眼可见的菌落。微生物的种类、数量与取样息息相关，可以通过平板培养来检查不同来源样品的细菌类型、数量和菌落特征。

【实验仪器和材料】

(1)仪器：超净工作台、培养箱。

(2)培养基：营养琼脂平板、血平板。

(3)试剂：75%酒精。

(4)材料：三角烧瓶、微量移液器、吸管、接种环、酒精灯、棉签、涂布棒、镊子、记号笔等。

【实验方法】

(一)空气中细菌检查

(1)取 1 个营养琼脂平板，底部做好标记。

(2)选择室内或室外一处固定区域，掀开平板盖，将培养基平面完全暴露在空气中。

(3)静置 30 分钟之后，盖好培养基盖子，倒置于培养箱中，在 37℃ 条件下培养 $18\sim24$ 小时后观察结果。

(二)水中细菌检查

(1)用无菌三角烧瓶采集水样(自来水、河水、注射液均可)。

(2)取 1 个营养琼脂平板，底部做好标记。

(3)轻轻摇晃使三角烧瓶中的水样混匀，用微量移液器或无菌吸管取 0.2mL 水样，滴入营养琼脂平板中，利用涂布棒将水样涂匀。

(4)静置 $15\sim30$ 分钟后，将平板倒置于培养箱中，在 37℃ 条件下培养 $18\sim24$ 小时后观察结果。

(三)皮肤细菌检查

以手指皮肤细菌检查为例，具体如下。

(1)用记号笔在营养琼脂平板底部画出空白对照区域，其他部分画线分成四等份，并做上标记(图 3-1)。

(2)洗手前，用拇指轻按培养基中的一格，用食指再按培养基另外一格。

(3)洗手或用碘伏消毒后，待自然风干，用相同的拇指和食指分别轻按第三、第四格。

(4)平板倒置于培养箱中，在 37℃ 条件下培养 $18\sim24$ 小时后观察结果。

(5)对比洗手前和洗手后皮肤细菌的分布数量。

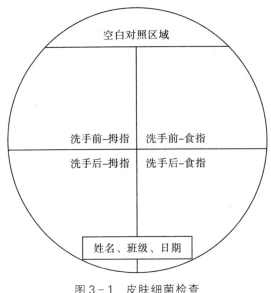

图3-1 皮肤细菌检查

(四)口腔细菌检查

(1)取 3 个营养琼脂平板或血平板,用记号笔在平板底部做标记。

(2)用无菌棉签分别轻拭牙齿、舌头和唾液区域,将棉签触碰检测样本的一面用"之"字划线法轻轻涂抹到相应标记的培养基上。若拭取样本的菌群较多(如唾液),则可以先将取样棉签以"之"字划线的方法涂抹在平板 1/4 的区域,然后将棉签丢弃到污物盒中,重新使用接种环在平板原划线区域尾部,继续以分区划线的方法操作。

(3)静置 15~30 分钟后,倒置于培养箱中,在 37℃条件下培养 18~24 小时后观察结果。

(五)咽喉细菌检查

(1)取 1 个血平板,底部做好标记。

(2)受试者张大嘴巴后,用一根无菌医用棉签迅速伸入受试者悬雍垂后的咽喉部,轻轻拭取咽喉壁上的分泌物。

(3)取样后的棉签以"之"字划线的方法涂抹在血平板 1/4 的区域,然后将棉签丢弃到污物盒中,重新使用接种环在血平板原划线区域尾部,继续以分区划线的方法操作。

(4)静置 15~30 分钟后,将平板倒置于培养箱中,在 37℃条件下培养 18~24 小时后观察结果。

【实验结果】

对光观察培养后的营养琼脂平板/血平板。若有菌落生长,则将菌落的数量、大小、颜色、质地等性状结果统计入表 3-1 中。

表 3-1　细菌分布结果记录表

菌落	空气	水	皮肤				口腔	咽喉
			洗手前-拇指	洗手后-拇指	洗手前-食指	洗手后-食指		
数量								
大小								
颜色								
质地								

注：空白对照要求无菌落生长。

【注意事项】

严格无菌操作，防止空气或人体上的细菌污染平板。

（邓　琦）

实验八　紫外线对细菌的杀灭作用

【实验目的】

(1)了解紫外线消毒的效果、紫外线消毒的应用范围。

(2)掌握紫外线杀菌的原理。

【实验原理】

紫外线可以诱发细菌 DNA 上相邻的两个胸腺嘧啶形成二聚体，干扰 DNA 的复制和转录，导致细菌变异或死亡。波长 240～300nm 的紫外线具有杀菌作用，其中以 265～266nm 的杀菌效果最强。但紫外线穿透能力较弱，可以被普通玻璃、纸张、水蒸气等阻挡，且有效杀菌距离只有 2～3 米，所以一般用于室内空气或物体表面的消毒。

【实验设备和材料】

(1)仪器：超净工作台、培养箱。

(2)培养基：营养琼脂平板。

(3)菌种：大肠杆菌、金黄色葡萄球菌。

(3)材料：接种环、酒精灯、棉球、镊子、记号笔等。

【实验方法】

(1)取 1 个营养琼脂平板，用记号笔在平板底部画出空白对照区域，其他部分画线分成四等份，并做上标记(图 3-2)。

(2)A1、A2 区域"之"字划线接种大肠杆菌，B1、B2 区域"之"字划线接种金黄色葡萄球菌。

(3)打开平板的盖子，用无菌纸片遮挡 A1、B1 区域，打开超净工作台紫外灯直接照射培养基 30 分钟。

(4)照射后用镊子去掉平板上的纸片，盖好平板。

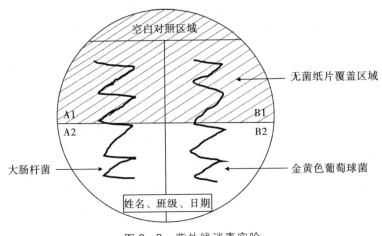

图 3-2 紫外线消毒实验

（5）平板倒置于培养箱中，在 37℃ 条件下培养 18～24 小时后观察结果。

【实验结果】

对光观察培养后的营养琼脂平板。若有细菌生长，则将菌落的数量、大小、颜色、质地等性状结果统计入表 3-2。

表 3-2 紫外线消毒结果记录表

菌落	大肠杆菌		金黄色葡萄球菌	
	无紫外照射 A1 区	紫外照射 A2 区	无紫外照射 B1 区	紫外照射 B2 区
数量				
大小				
颜色				
质地				

注：空白对照要求无菌落生长。

金黄色葡萄球菌对紫外线的抵抗能力要强于大肠杆菌，因此结果会发现紫外照射后的金黄色葡萄球菌接种区域仍会有部分菌落生长，而大肠杆菌接种区域几乎无菌落生长。

【注意事项】

（1）紫外灯的有效杀菌距离为 2～3 米，因此样本不能离紫外光源太远。

（2）严格无菌操作，防止其他细菌污染平板。

（邓 琦 黄 楠）

实验九 消毒剂对细菌的杀灭作用

【实验目的】

（1）了解不同消毒剂的灭菌原理。

（2）熟悉不同消毒剂的最佳使用浓度和应用范围。

【实验原理】

化学消毒剂可以使微生物蛋白凝固与变性，致使细菌代谢发生障碍而死亡；干扰微生物酶系统，影响其代谢；损伤细胞膜，使细胞膜渗透性改变，导致细菌死亡等。

高效消毒剂有含氯消毒剂、过氧化物消毒剂、醛类消毒剂、环氧乙烷等；中效消毒剂有含碘消毒剂、醇类消毒剂等；低效消毒剂有季铵盐类消毒剂、氯己定、高锰酸钾等。化学消毒剂的使用应掌握适度、适量的原则，合理控制消毒时间。过度的消毒会对人体产生毒副作用，污染环境，使物体腐蚀。因此，使用化学消毒剂既要达到消毒的目的，又要控制其对环境和人类的不良影响。

【实验设备和材料】

（1）仪器：超净工作台、恒温培养箱。

（2）培养基：营养琼脂平板。

（3）消毒剂：75％酒精、2％碘酒。

（3）材料：酒精灯、棉球、镊子、记号笔等。

【实验方法】

（1）取1个营养琼脂平板，用记号笔在平板底部画出空白对照区域，其他部分画线分成二等份，分别做"空白""消毒前"和"消毒后"的标记（图3-3）。

（2）用拇指或食指轻轻在消毒前的培养基表面按一下。

（3）同一手指经2％碘酒或75％酒精皮肤消毒风干后，轻按在消毒后培养基上。

（4）平板倒置于培养箱中，在37℃条件下培养18～24小时后观察结果。

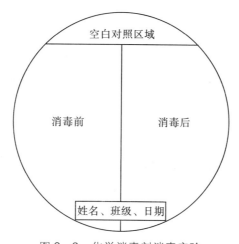

图3-3　化学消毒剂消毒实验

【实验结果】

对光观察培养后的营养琼脂平板，记录消毒前手指皮肤细菌的菌落种类、数量、大小、颜色、质地等，将结果统计入表3-3中。

消毒后的手指应当无细菌。

表 3-3　消毒前手指皮肤细菌性状记录表

菌落	A	B	C	D	E	F	……
数量							
大小							
颜色							
质地							

注：空白对照要求无菌落生长。

【注意事项】

严格无菌操作，防止空气中的细菌污染平板。

（邓　琦　于　波）

实验十　抗生素对细菌的影响（药敏试验）

【实验目的】

(1)了解几种细菌耐药表型的检测方法和原理。

(2)熟悉纸片扩散法、牛津杯法两种药敏试验的原理和方法。

(3)掌握纸片扩散法、牛津杯法两种药敏试验的应用。

【实验原理】

抗生素可以影响细菌细胞壁的合成，如 β-内酰胺类抗生素（青霉素、头孢曲松等）；可以影响细胞膜功能，如多黏菌素、两性霉素 B；可以影响蛋白质合成，如氨基糖苷类、四环素类、大环内酯类；可以影响核酸代谢，如喹诺酮类、利福霉素类、磺胺类等（图 3-4）。

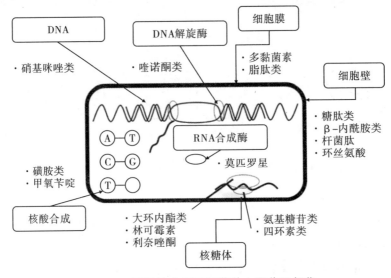

图 3-4　不同抗生素对细菌的主要作用部位

(一)纸片扩散法

将含有定量抗生素的滤纸片贴在已接种待测菌种的平板上，纸片中的药物在吸收了琼脂平板中的水分后溶解，并逐步向外扩散形成递减梯度浓度。越靠近纸片的浓度越高，反之越低。若抗生素对细菌有抑制作用，则会在纸片周围的抑菌浓度范围内产生透明的抑菌圈。抑制待测菌肉眼可见生长的最低药物浓度称为最小抑菌浓度（minimal inhibitory concentration，MIC）。抑菌圈的大小反应待测菌对测定药物的敏感程度，并与该药对待测菌的最低抑菌浓度（MIC）呈负相关，即抑菌圈越大，MIC 越小。通过测量抑菌圈的直径，经过回归处理可以求出细菌对特定抗生素的 MIC 值。

(二)牛津杯法

牛津杯法主要用于测定抗生素效价，即利用抗生素对某种微生物具有抗菌性能的特点来测定抗生素的含量。该法利用抗生素在琼脂培养基中的扩散、渗透作用，将已知效价的标准品与未知样品均做同样倍数的稀释，在相同条件下加入含有高度敏感菌的平板培养基表面的牛津杯（小钢管）内。经培养后，在抗生素扩散的有效范围内会出现透明的抑菌圈。通过比较标准品和测试样品的抑菌圈大小，再将测试样品的抑菌圈大小带入效价计算公式中，就可计算抗生素的效价。

【实验设备和材料】

(1)仪器：生物安全柜、恒温摇床、恒温培养箱。

(2)培养基：M-H 培养基。

(3)菌种：金黄色葡萄球菌(革兰氏阳性菌)、大肠杆菌(革兰氏阴性菌)。

(4)材料：无菌吸管、涂布棒、50mL 三角烧瓶、牛津杯、镊子、酒精灯、酒精棉球等。

(5)其他：药敏滤纸片、抗生素药液。

【实验方法】

(一)纸片扩散法

1. 培养基准备

配制 50mL 的 M-H 液体培养基。准备两个 50mL 三角烧瓶，每个三角烧瓶中分装 15～20mL 的培养基，封口后进行高温高压灭菌。

2. 菌种准备

分别挑取金黄色葡萄球菌和大肠杆菌的单菌落接种于灭菌后的 M-H 液体培养基中。置于恒温摇床中，以每分钟 120 转的转速（120rpm），在 37℃条件下培养 18～24 小时。

3. 培养基标记

取 2 个 M-H 琼脂平板，分别为涂布金黄色葡萄球菌和大肠杆菌做准备。各平板底部画出三个区域，要求各区域中心距离不小于 24mm。选取 3 种抗生素药敏纸片，同时在各区域内做好相应的药物标记(图 3-5)。

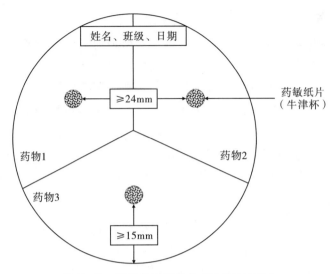

图 3-5　细菌的耐药性检测(药敏实验)

4. 细菌接种

轻轻摇晃三角烧瓶使菌液混匀,用微量移液器或无菌吸管取 0.2mL 菌液,滴入 M-H琼脂平板中,利用涂布棒将菌液涂均匀。注意金黄色葡萄球菌和大肠杆菌需涂布到不同的平板中。

5. 贴抗生素纸片

用无菌镊子夹取抗生素纸片平贴在涂布有细菌的琼脂表面,每个平板可贴 3 个纸片。纸片要放置均匀,各纸片中心距离不小于 24mm,纸片距平板边缘应不小于 15mm。纸片一旦接触到琼脂表面,就不可再移动。贴于金黄色葡萄球菌和大肠杆菌平板的 3 种药物纸片均要相同,用于比较革兰氏阳性菌和阴性菌的耐药性差异。

6. 培养

将贴好药物纸片的平板在室温下静置 15 分钟,待纸片紧贴在琼脂表面后才可翻转平板。平板倒置于培养箱中,在 37℃条件下培养 18~24 小时后观察结果。

(二)牛津杯法

1. 培养基准备

配制 50mL 的 M-H 液体培养基。准备两个 50mL 三角烧瓶,每个三角烧瓶中分装 15~20mL 的培养基,封口后进行高温高压灭菌。

2. 菌种准备

分别挑取金黄色葡萄球菌和大肠杆菌的单菌落接种于灭菌后的 M-H 液体培养基中。置于恒温摇床中,以每分钟 120 转的转速(120rpm),在 37℃条件下培养 18~24 小时。

3. 培养基标记

取 2 个 M-H 琼脂平板,分别为涂布金黄色葡萄球菌和大肠杆菌做准备。各平板底部画出三个区域,要求每个区域中心距离不小于 24mm。选取 3 种抗生素药液,同时在各区域内做好相应的药物标记(图3－5)。

4. 细菌接种

轻轻摇晃三角烧瓶使菌液混匀，用微量移液器或无菌吸管取0.2mL菌液，滴入M－H琼脂平板中，利用涂布棒将菌液涂均匀。注意金黄色葡萄球菌和大肠杆菌需涂布到不同的平板中。

5. 放置牛津杯

用镊子夹取无菌牛津杯(小钢管)放置在培养基上，轻轻加压，使其与培养基无空隙接触。每个平板可放3～4支牛津杯。牛津杯距平板边缘应不小于15mm。静置15分钟后，向各小管中滴加一定量的药液，勿使其外溢。加入金黄色葡萄球菌和大肠杆菌平板的3种药液均要相同，用于比较革兰氏阳性菌和阴性菌的耐药性差异。

6. 培养

将平板正置于培养箱中，在37℃条件下培养18～24小时，观察结果。

【实验结果】

1. 纸片法

将平板置于桌面处衬以黑底，观察平板底部(图3－6)。测量数据包括纸片直径在内的抑菌圈大小，以"mm"为单位。

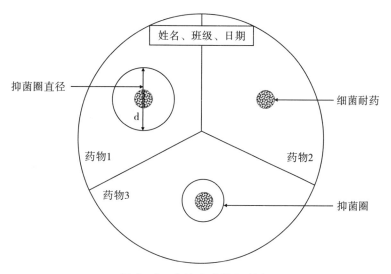

图3－6　药敏实验结果判定

2. 牛津杯法

用镊子将平板内的牛津杯取下，将平板翻转过来，观察平板底部(图3－6)。将平板置于桌面处衬以黑底，观察平板底部，测量抑菌圈大小，以"mm"为单位。

3. 结果判定

细菌按其对抗生素极度敏感(约＞20mm)、高敏感(15～20mm)、中度敏感(10～14mm)、低度敏感(约＜10mm)和耐药(无抑菌圈)进行分类(表3－4、3－5)。注意比较金黄色葡萄球菌和大肠杆菌，即革兰氏阳性菌和革兰氏阴性菌的耐药性差异。

表3-4 肠杆菌科药敏纸片抑菌圈直径判定标准

抗菌药物	纸片含药量（μg）	抑菌圈直径(mm)		
		低敏感	中度敏感	高敏感
氨苄西林	10	≤13	14～16	≥17
头孢唑啉	30	≤14	15～17	≥18
头孢曲松	30	≤13	14～20	≥21
庆大霉素	10	≤12	13～14	≥15
阿米卡星	30	≤14	15～16	≥17
卡那霉素	30	≤13	14～17	≥18
链霉素	10	≤11	12～14	≥15
四环素	30	≤14	15～18	≥19
环丙沙星	5	≤15	16～20	≥21
左氧氟沙星	5	≤13	14～16	≥17
诺氟沙星	10	≤12	13～16	≥17
氯霉素	30	≤10	10～17	≥19
复方新诺明(甲氧苄啶/磺胺甲噁唑)	1.25/23.75	≤10	11～15	≥16

表3-5 金黄色葡萄球菌药敏纸片抑菌圈直径判定标准

抗菌药物	纸片含药量（μg）	抑菌圈直径(mm)		
		低敏感	中度敏感	高敏感
青霉素	10	≤28	–	≥29
氨苄西林	10	≤28	–	≥29
甲氧西林	5	≤9	10～13	≥14
头孢唑啉	30	≤14	15～17	≥18
头孢曲松	30	≤13	14～20	≥21
头孢克洛	30	≤14	15～17	≥18
万古霉素	30	–	–	≥15
庆大霉素	10	≤12	13～14	≥15
阿米卡星	30	≤14	15～16	≥17
卡那霉素	30	≤13	14～17	≥18
阿奇霉素	15	≤13	14～17	≥18
红霉素	15	≤13	14～22	≥23
环丙沙星	5	≤15	16～20	≥21
左氧氟沙星	5	≤15	16～18	≥19
氯霉素	30	≤12	13～17	≥18

【注意事项】

(1)药敏纸片应始终保存在密闭、冷冻、干燥的小药瓶中，否则会影响其活性。长期保存需置于−20℃冰箱，日常使用或未用完的纸片应及时放入4℃冰箱中保存，使用前提前1~2小时取出放室温下平衡。

(2)培养基的成分、酸碱度以及平板的厚度均会影响实验的结果。因此每批M−H琼脂平板质量一致、厚薄均匀方可使用。

(3)菌液的浓度也可以影响实验的结果，细菌浓度大时，抑菌圈会偏小；反之细菌浓度小时，抑菌圈会偏大。因此，菌液在15分钟内使用效果最佳。

(4)培养时平板堆放不建议超过2块，防止受热不均，影响细菌生长速度和结果观察。

(5)严格无菌操作，防止其他细菌污染平板。

（邓　琦）

第四章　细菌鉴定中常用的生理生化反应

实验十一　细菌的生理生化反应

【实验目的】

(1)掌握细菌鉴定中常用的生理生化反应原理。

(2)熟悉细菌鉴定中常见的生理生化反应方法。

【实验原理】

细菌在生长代谢过程中既有分解代谢也有合成代谢。而在分解代谢中，因为各种细菌具有的酶不同，所以其对营养物质的分解能力也不同，最终分解代谢的产物也有区别。因此，通过生化反应鉴别细菌分解代谢产物，可以用来鉴别不同细菌。这种利用生物化学反应来鉴别不同细菌的方法叫作细菌的生化反应试验。

(一)分解碳源的生化试验

1. 糖酵解试验

绝大多数细菌都可以利用糖类作为碳源和能源，但由于不同细菌发酵糖、醇的酶不同，其发酵能力有一定差异，所以其代谢产物有所不同。有的既产酸(如乳酸、醋酸、丙酸等)也产气(如氢气、甲烷、二氧化碳等)，有的产酸不产气，因此可以以此为依据鉴定细菌。例如大肠杆菌既可以分解葡萄糖也可以分解乳糖，并产酸产气；而伤寒杆菌可以分解乳糖，却不能分解葡萄糖，且不产气；普通变形杆菌能分解葡萄糖产酸产气，却不能分解乳糖。检验细菌是否分解糖类产酸可以使用酸碱指示剂，检验细菌是否产气可以用倒置的小管等。

2. 甲基红试验

甲基红试验是将甲基红加入培养基中作为酸性指示剂，以检测由葡萄糖产生的有机酸(甲酸、乙酸和乳酸等)。当细菌分解葡萄糖产酸后，橘黄色的甲基红指示剂(pH值6.3)就会变成红色(pH值4.2)，这就是甲基红反应。几乎所有的肠道杆菌都可以发酵葡萄糖产酸，但是这个试验在区分大肠杆菌和产气肠杆菌中还是有一定意义的。这是因为，虽然这两个细菌在培养早期都可产生有机酸，但是产气肠杆菌在培养后期能够将有机酸转化为非酸性末端的产物(如乙醇、丙酮酸等)，pH会升至6左右，而大肠杆菌培养后期依旧能够维持酸性的水平(pH 约为 4)。所以在甲基红试验中，大肠杆菌培养结果为阳性，而产气肠杆菌培养结果为阴性。

3. 伏-普(Voges – Proskauer)试验(V – P 试验)

伏-普试验的作用是检测细菌利用葡萄糖产生非酸性末端产物的能力(如丙酮酸)。丙酮酸经过缩合和脱羧生成乙酰甲基甲醇，乙酰甲基甲醇在碱性条件下可将空气中的氧气氧化成二乙酰，而二乙酰可以和蛋白胨中精氨酸的胍基作用，产生红色的化合物，这就是伏-普反应阳性。为了使伏-普反应结果更容易观测，可在培养基中加入少量含胍基的化合物(如肌酸等)。

4. 油脂水解试验

有些细菌含有脂肪酶，可以水解脂肪为甘油和脂肪酸。脂肪酸可使培养基的 pH 降低，因此将其加入有中性红指示剂的培养基中，培养基的颜色会从淡红色变为深红色。

5. 淀粉水解试验

有些细菌含有淀粉酶，可水解淀粉为小分子的糊精、双糖和单糖。淀粉遇碘液会变成蓝色，而如果细菌将淀粉水解，则用碘测定时便不显示蓝色。

6. 柠檬酸盐试验

有些细菌能够利用柠檬酸钠作为碳源(如产气肠杆菌等)，而另一些细菌则不能(如大肠杆菌等)。细菌分解柠檬酸盐和培养基中的磷酸铵后，会产生碱性的化合物，使培养基的 pH 升高，可以用 1‰溴麝香草酚蓝(pH 小于 6.0 时呈黄色，pH 在 6.0~7.0 时为绿色，pH 大于 7.6 时呈蓝色)作为指示剂检测 pH，当培养基由绿色变为深蓝色时，为柠檬酸盐试验阳性。

(二)分解蛋白质的生化试验

1. 吲哚试验

有些细菌能产生色氨酸酶，色氨酸酶可分解蛋白胨中的色氨酸产生吲哚和丙酮酸，当吲哚与对二甲基氨基苯甲醛结合时会形成红色的玫瑰吲哚，这就是吲哚试验的原理。

2. 硫化氢试验

有些细菌能分解胱氨酸、半胱氨酸、甲硫氨酸等含硫的有机物，分解之后会产生硫化氢，硫化氢可以用铅盐或铁盐等进行检测，在培养基中加入铅盐或铁盐后，若有硫化铅或硫化铁沉淀物产生便会使培养基显黑色。

3. 明胶试验

明胶是由胶原蛋白经水解产生的一种蛋白质，在 25℃以下可维持凝胶固体状态。有些微生物可产生明胶酶，水解明胶。

4. 石蕊牛奶试验

还有些微生物可将牛奶中的蛋白质酪素水解为氨基酸和肽，这类细菌可水解石蕊牛奶培养基中的脱脂牛奶，使混浊的蓝色培养基变得透明。氨基酸的分解会引起碱性反应，使石蕊变为紫色。某些细菌能还原石蕊，使试管底部变为白色。

另外，石蕊牛奶培养基也可用于检测乳糖发酵。在酸性条件下，石蕊会转变为粉红色，并且过量的酸还可引起蛋白质变性，使牛奶固化(凝乳形成)。

(三)代谢酶类生化试验

1. 尿素酶试验

尿素为大多数哺乳动物消化蛋白质后分泌在尿中的废物。尿素酶能分解尿素释放氨,可用于细菌的鉴别。尽管许多微生物可以产生尿素酶,但其利用尿素的速度一般较变形杆菌属细菌慢,所以尿素酶试验被用来快速区分肠道微生物(非发酵乳糖的微生物)中的变性杆菌。变性杆菌分解尿素琼脂培养基中的尿素后,会产生氨气使黄色的酚红指示剂(pH 为 6.8 时为黄色,pH 升至 8.4 时为深粉红色)变为深粉色。

2. 触媒(过氧化氢酶)试验

某些微生物在有氧环境下生长时,可以将呼吸链作为最终氢受体,生成过氧化氢,其细胞内存在的过氧化氢酶,能够将有毒的过氧化氢分解成水和氧气。

3. 氧化酶(细胞色素氧化酶)试验

氧化酶是细胞色素呼吸酶系统中最终的呼吸酶,有一部分细菌细胞内存在此种酶。这种酶在有分子氧存在的情况下可以将细胞色素 C 氧化,而氧化型的细胞色素 C 可以将对苯二胺氧化,生成有颜色的醌类化合物(如靛酚蓝)。

(四)综合型试验

1. IMViC 试验

IMViC 是吲哚试验(idol test)、甲基红试验(methyl red test)、伏-普试验(Voges-Proskauer test)和柠檬酸盐试验(citrate test)的缩写。这四个试验可以用来快速鉴别大肠杆菌和产气肠杆菌,一般用于检验水中的细菌。可以通过检测大肠杆菌来检验饮用水是否受粪便污染,而产气肠杆菌也比较广泛地存在于自然界中,所以检验水中的细菌时,要将这两种菌区分。

2. 细菌数字编码系统(bacterial identification system,API)

细菌数字编码系统是由法国生物梅里埃公司研发的微生物数值分类分析鉴定系统。它通过将细菌生化反应结果编码成数字,给每种细菌的反应模式赋予一组数码,然后建成一个数据库或者编成检索本。在试验操作时,可将各种培养基微量化,组成一系列试剂,在指定的温度和时间条件下对微生物进行各种生化反应鉴定,然后根据说明书读取结果。

【实验设备和材料】

(1)菌种:枯草芽孢杆菌、大肠杆菌、金黄色葡萄球菌、铜绿假单胞菌、普通变形杆菌、产气肠杆菌。

(2)培养基:葡萄糖发酵培养基试管(内装有倒置的德汉氏试管)、乳糖发酵培养基试管(内装有倒置的德汉氏试管)、固体油脂培养基平板、固体淀粉培养基、石蕊牛奶试管、尿素琼脂试管、明胶培养基试管、蛋白胨水培养基、葡萄糖蛋白胨水培养基、柠檬酸盐斜面培养基,醋酸铅培养基。

(3)仪器:培养箱、超净工作台等。

(4)其他工具:试管架、接种环、酒精灯等。

【实验方法】

1. 糖酵解试验

(1)取三支葡萄糖发酵培养基试管、三支乳糖发酵培养基试管,分别在其上用标签纸或者记号笔标记日期、接种菌种(大肠杆菌、普通变形杆菌、空白对照)等信息。

(2)分别按照试管上标记的菌种,按照无菌操作方法将对应的菌种用接种环接种到葡萄糖发酵培养基试管和乳糖发酵培养基试管中。接种后轻轻摇动试管,使菌种均匀,并防止倒置的小管内进入气泡。

(3)将接种好的6支培养基置于37℃培养箱中,培养1~2天。

(4)观察各试管颜色变化及德汉氏试管中有无气泡。

2. 甲基红试验

(1)取三只葡萄糖蛋白胨水培养基试管,分别在其上用标签纸或者记号笔标记日期、接种菌种(大肠杆菌、产气杆菌、空白对照)等信息。

(2)分别按照试管上标记的菌种,按照无菌操作要求将对应的菌种用接种环接种到葡萄糖蛋白胨水培养基中。

(3)将接种好的培养基置于37℃培养箱中,培养2天。

3. 伏-普试验

同甲基红试验。

4. 油脂水解试验

(1)取一块油脂培养基平板,用记号笔划出四个区域,在四个区域分别标记菌种(枯草芽孢杆菌、大肠杆菌、金黄色葡萄球菌和铜绿假单胞菌)、接种日期等信息。

(2)将标记的菌种,按照无菌操作要求对应划"十字"接种在油脂培养基平板上。

(3)将接种好的培养基倒置于37℃培养箱中培养1天。

(4)观察菌苔颜色。

5. 淀粉水解试验

(1)取一块固体淀粉培养基平板,用记号笔划出四个区域,在四个区域分别标记菌种(枯草芽孢杆菌、大肠杆菌、金黄色葡萄球菌和铜绿假单胞菌)、接种日期等信息。

(2)将标记的菌种,按照无菌操作要求对应划线接种在淀粉培养基平板上。

(3)将接种好的培养基倒置于37℃培养箱中,培养1天。

(4)观察细菌的生长情况,然后将平板打开盖子,滴入少量卢氏碘液于平皿中,轻轻旋转平板,使碘液均匀铺满整个平板。

6. 柠檬酸盐试验

(1)取三支柠檬酸盐斜面培养基试管,分别在其上用标签纸或者记号笔标记日期、接种菌种(大肠杆菌、产气杆菌、空白对照)等信息。

(2)将试管上标记的菌种,按无菌操作要求用接种针对应穿刺接种到柠檬酸盐斜面培养基中。

(3)将接种好的培养基置于37℃培养箱中,培养2天。

7. 吲哚试验

(1)取三支蛋白胨水培养基试管,分别在其上用标签纸或者记号笔标记日期、接种菌种(大肠杆菌、产气肠杆菌、空白对照)等信息。

(2)将标记的菌种,按无菌操作要求对应用接种环接种到蛋白胨水培养基中。

(3)将接种好的培养基置于37℃培养箱中,培养2天。

8. 硫化氢试验

(1)取三只醋酸铅培养基试管,分别在其上用标签纸或者记号笔标记日期、接种菌种(大肠杆菌、产气肠杆菌、空白对照)等信息。

(2)将标记的菌种,按照无菌操作要求对应接种到醋酸铅培养基中。

(3)将接种好的培养基置于37℃培养箱中,培养2天。

9. 明胶试验

(1)取4支明胶培养基试管,分别在其上用标签纸或者记号笔标记日期、接种菌种(枯草芽孢杆菌、大肠杆菌、金黄色葡萄球菌和空白对照)等信息。

(2)将标记的菌种,按照无菌操作要求对应接种到明胶培养基中。

(3)将接种好的培养基置于20℃培养箱中,培养2～5天。

(4)观察明胶的液化情况。

10. 石蕊牛奶试验

(1)取三只石蕊牛奶培养基试管,分别在其上用标签纸或者记号笔标记日期、接种菌种(变形杆菌、金黄色葡萄球菌、空白对照)等信息。

(2)将标记的菌种,按照无菌操作要求对应接种到石蕊牛奶培养基中。

(3)将接种好的培养基置于37℃培养箱中,培养1～2天。

11. 尿素酶试验

(1)取三只尿素培养基试管,分别在其上用标签纸或者记号笔标记日期、接种菌种(变形杆菌、金黄色葡萄球菌、空白对照)等信息。

(2)将标记的菌种,按照无菌操作要求对应接种到尿素培养基中。

(3)将接种好的培养基置于37℃培养箱中,培养1～2天。

12. 触媒(过氧化氢酶)试验

取一环菌置于清洁的玻片上,然后滴加3%的过氧化氢,立刻观察现象(是否有大量气泡产生)。

13. 氧化酶(细胞色素氧化酶)试验

可以直接将试剂滴加在平板的待测菌落上;也可以用洁净的滤纸蘸取待测菌种,再将试剂滴加至滤纸上;还可以用滤纸蘸取试剂制作成试纸条,检验时挑取菌落涂于试纸条。

【实验结果】

1. 糖酵解试验

当细菌发酵产酸时,溴甲酚紫指示剂可由紫色(pH 6.8)变为黄色(pH 5.2)。气体的产生可由倒置的德汉氏试管中有无气泡来证明。

2. 甲基红试验

细菌培养2天后,在葡萄糖蛋白胨水培养物内加入2滴甲基红试剂,培养基变为红色者为阳性,变黄色者为阴性。

3. 伏-普试验

在已经培养2天的细菌菌液内加入5～10滴40%KOH，然后加入等量的5%α-萘酚溶液，用力振荡，之后放入37℃环境下15～30分钟，以加快反应速度。若培养物呈红色者，为伏-普反应阳性。

4. 油脂水解试验

菌苔出现红色斑点为阳性反应，说明脂肪水解。

5. 淀粉水解试验

平板上细菌菌苔周围出现无色透明圈，说明淀粉已被水解，为阳性。透明圈的大小可用于初步判断该菌水解淀粉能力的强弱，即产生胞外淀粉酶活力的高低。

6. 柠檬酸盐试验

细菌经柠檬酸盐试验培养2天后，观察柠檬酸盐斜面培养基上有无细菌生长和是否变色。如果颜色变为蓝色则为阳性，绿色则为阴性。

7. 吲哚试验

细菌培养2天后，沿试管壁徐徐加入2滴吲哚试剂，在蛋白胨水培养基上层产生红色环状物为阳性反应。

8. 硫化氢试验

细菌培养48小时后，观察有黑色硫化铅产生，即为该反应阳性。

9. 明胶试验

观察明胶液化情况，如液化即为阳性。

10. 石蕊牛奶试验

观察培养基中的颜色变化。石蕊在酸性条件下为粉红色，在碱性条件下为紫色，被还原后变为白色。

11. 尿素酶试验

尿素酶存在时为红色，无尿素酶时应为黄色。

12. 触媒(过氧化氢酶)试验

触媒试验30秒内有大量气泡产生为阳性，无气泡为阴性。

13. 氧化酶(细胞色素氧化酶)试验

细菌和试剂接触10秒内若变为深紫色，即为该试验阳性。

【注意事项】

(1)在甲基红试验中甲基红试剂不可加入太多，以免出现假阳性。

(2)触媒试验时，培养基里不能有血液，也不可用血平板上的菌落，否则可产生假阳性；另外陈旧的培养物上的酶可能失活，因此细菌培养物需用新鲜的才有意义。

(3)检验未知菌时，为了保证结果准确，最好同时进行阴性对照和阳性对照试验。

(4)吲哚试剂有强腐蚀，使用时应小心。

【临床意义】

生化反应能够帮助诊断临床上的细菌感染，对细菌感染的治疗有重要的意义。

（陈倩倩　邓　琦　李明琦　王　晋　张　罂）

实验十二　常用的选择培养基和鉴别培养基

【实验目的】

(1)掌握利用EMB培养基、SS培养基、麦康凯培养基和双糖铁培养基分离和鉴别肠道细菌的方法。

(2)熟悉EMB培养基、SS培养基、麦康凯培养基和双糖铁培养基鉴别和选择培养基的原理。

【实验原理】

鉴别培养基是在基础培养基中加入化学试剂，利用细菌与这些化学试剂的生化反应进行各种细菌的鉴别，例如本章实验十一中用到的糖酵解培养基。而选择培养基实则是根据某一种或者某一类微生物的特殊营养要求，或者是其对某些物理、化学因素的抗性设计的培养基。也有一些培养基兼具鉴别和选择两重性质，如沙门氏菌-志贺氏菌(Salmonella - Shigella，SS)培养基等。

(一)伊红-美蓝(Eosin Y - Methylene Blue，EMB)培养基

EMB培养基是肠道菌群的鉴别和选择培养基，其可鉴别细菌分解乳糖产酸的能力，以及抑制革兰氏阳性菌的生长。EMB培养基常用于分离和鉴别食品、乳制品、水源和病原标本中的革兰氏阴性菌，但是因该培养基抑制作用较弱，不宜用于肠道致病菌的分离。

EMB培养基中含有酪蛋白样的氨基酸混合物、酵母浸液、适量的无机盐、0.04%的伊红、0.0065%的美蓝，以及葡萄糖和乳糖，其中的伊红和美蓝染料主要起指示剂作用，也可以抑制革兰氏阳性菌和一些难培养的革兰氏阴性菌的生长。伊红为酸性染料，美蓝为碱性染料，所以当细菌分解乳糖产酸时，细菌带正电，与伊红结合所以染上红色，再与美蓝色结合而形成紫黑色菌落。大肠杆菌在EMB培养基上培养会形成紫黑色菌落并有金属光泽，而产气肠杆菌则呈棕色，很少有金属光泽。不分解乳糖的细菌，如沙门氏菌和志贺氏菌，则为无色或琥珀色半透明菌落。而乳糖发酵慢的菌落与伊红结合后，未与美蓝结合，显粉红色，如产气肠杆菌。

(二)SS培养基

SS培养基是用来分离和鉴别沙门氏菌和志贺菌的中等选择培养基。SS培养基中的牛胆盐、枸橼酸钠和煌绿能抑制革兰氏阳性菌及大多数的大肠菌群和变形杆菌，但不影响沙门氏菌的生长；培养基中的硫代硫酸钠和枸橼酸铁铵用于检测硫化氢的产生，硫化氢可使菌落中心呈黑色；培养基中加入了中性红作为pH指示剂，若细菌能发酵糖产酸，则会使菌落呈红色，不发酵糖的菌落为无色。沙门氏菌不发酵乳糖，但可产生硫化氢气体，产生的细菌菌落无色，但中心为黑色。志贺氏菌不发酵乳糖且不产生硫化氢气体，因此产生的菌落是无色的。

(三)麦康凯培养基

麦康凯培养基是兼具选择培养基和鉴别培养基性质的另一种培养基，它可以用来分离和鉴定革兰氏阴性细菌。麦康凯琼脂含有抑制革兰氏阳性菌但允许革兰氏阴性菌生长的胆汁盐和结晶紫。麦康凯培养基含有乳糖和酸碱指示剂中性红，在酸性条件下会变成粉红色/红色。通过这种方式，可区分乳糖发酵细菌（菌落呈红色或粉红色）和非乳糖发酵细菌（无色）。

(四)双糖铁与三糖铁培养基

双糖铁或三糖铁培养基主要用于鉴别沙门氏菌和志贺氏菌，可以检测细菌发酵糖的能力、产硫化氢的能力和产气能力。双糖铁主要成分有牛肉膏、蛋白胨、葡萄糖、乳糖、硫酸亚铁、氯化钠、硫代硫酸钠、酚红、琼脂、蒸馏水等。在双糖铁培养基中添加 1% 蔗糖，就是三糖铁培养基。培养基中酚红作为酸碱指示剂，变色范围为：pH 值小于 6.6 时为黄色，6.6～8.4 为红色，大于 8.4 为紫红色。该培养基采用的是斜面培养法，培养基可以提供两种氧气环境，一种是有氧的培养基表面，另一种是缺少氧气的培养基深部。使用该培养基时接种方法为穿刺加斜面划线。

在双糖铁培养基中培养不能利用乳糖的细菌时，因为培养基中葡萄糖的含量较低，所以葡萄糖发酵产酸比较少。该类细菌将培养基中葡萄糖耗尽以后，会以蛋白胨为碳源，在有氧的条件下氨基酸氧化脱氨产生氨气，使处于有氧环境的表面培养基呈碱性，而少氧环境的培养基因为发酵葡萄糖而呈酸性。因此这类细菌在双糖铁培养基中培养以后，培养基的颜色呈上红下黄的状态。而在双糖铁培养基中培养可以分解乳糖的细菌时，因为培养基中乳糖含量较多，代谢会产生大量的酸，使整个培养基呈酸性，因此培养这类细菌，双糖铁培养基的颜色整个都为黄色。三糖铁中的蔗糖可用于大肠杆菌的快速检测，因为大肠杆菌发酵蔗糖的速度高于发酵乳糖的速度，因此产酸的速度更快，显色速度也更快。另外，也有一些革兰氏阴性菌不能发酵乳糖，只能发酵蔗糖。

双糖铁培养基中的硫酸亚铁是硫化氢的指示剂，其与硫化氢反应产生黑色沉淀，培养基中的硫代硫酸根为硫化氢生成反应提供底物。如果细菌在双糖铁培养基中产生黑色沉淀，就说明该细菌可以产硫化氢，但是该结论反向推导是不正确的，也就是说不能因为双糖铁培养基中没有黑色沉淀而推断该细菌代谢不产生硫化氢。这是因为硫化氢在碱性条件下与铁离子生成黑色硫化铁沉淀，使培养基变黑；但酸性条件下，硫化铁不稳定，硫化氢会以气体形式释放出去，因此对于快速产酸的微生物，硫化氢的生成可能被掩蔽。

有的细菌发酵糖类可产气（主要为二氧化碳），在这种情况下，双糖铁培养基就会出现断裂或产生气泡。

【实验设备和材料】

(1)菌种：大肠杆菌、伤寒杆菌、痢疾杆菌等。

(2)培养基：EMB 培养基、SS 培养基、麦康凯培养基和双糖铁培养基等。

(3)设备：超净工作台、恒温培养箱等。

(4)其他材料与试剂：试管架、接种环/针、酒精灯等。

【实验方法】

(1)标记：分别取两个 EMB 培养基、两个 SS 培养基和两个麦康凯培养基平板。在各培养基平板底部用记号笔标记待接种的细菌(EMB:大肠杆菌和伤寒杆菌;SS:痢疾杆菌和伤寒杆菌;麦康凯:大肠杆菌和伤寒杆菌)。取三支双糖铁培养基斜面试管,分别在试管上做好标记(一支接种大肠杆菌,一支接种伤寒杆菌,另一只为空白对照)。

(2)接种:根据培养基上的标记,按无菌操作要求,分别接种对应的菌种,其中平板培养基用平板划线法接种,双糖铁培养基用穿刺后斜面划线法接种。

(3)培养:将接种好的平板倒置,将接种好的双糖铁斜面培养基试管放置于试管架上,然后再将试管架和平板置于37℃恒温培养箱中培养24小时。

(4)观察:观察平板上菌落的颜色和双糖铁培养基的变化。

【实验结果】

将实验结果记录在表4-1中。

表4-1 细菌在鉴别培养基上的生长现象

	观察指标	大肠杆菌	伤寒杆菌	痢疾杆菌
SS培养基	菌落颜色	—		
EMB培养基	菌落颜色			—
麦康凯培养基	菌落颜色			—
双糖铁培养基	上层培养基颜色			—
	底层培养基颜色			
	黑色沉淀			
	培养基断裂或气泡			

【注意事项】

(1)培养基的成分、酸碱度和琼脂培养基的厚度会对试验结果产生影响,使用培养基前要首先对培养基进行检验,确定合格后方能使用。

(2)双糖铁培养基在穿刺的时候一定要穿刺至琼脂底层(距试管底0.4cm),不然底层没有细菌生长,导致检测结果不准确。

【临床意义】

EMB培养基、SS培养基、麦康凯培养基和双糖铁培养基是常用的分离和鉴别肠道细菌的培养基,对临床肠道感染的诊断和治疗有一定的作用。

(陈倩倩 黄明月 周 盛 韦熹苑)

第五章 细菌的染色检查

实验十三 革兰氏染色法

【实验目的】

(1)了解革兰氏染色的意义。

(2)熟悉革兰氏染色的实验步骤和应用。

(3)掌握革兰氏染色的原理和结果观察。

【实验原理】

细菌经革兰氏染色后,革兰氏阳性菌会呈现蓝紫色,革兰氏阴性菌会染成红色。这是由革兰氏阳性菌和阴性菌细胞壁结构的差异性所致的。

当细菌经结晶紫(紫色)初染和碘液(棕色)媒染后,两种染料会在细胞壁内形成不溶于水的结晶紫-碘复合物(蓝紫色)。当第三步用乙醇脱色时,革兰氏阳性菌由于其细胞壁较厚、类脂含量少、肽聚糖网层次较多且交联致密,故受到乙醇作用时肽聚糖会脱水导致网状结构孔径缩小,因此能把结晶紫-碘复合物牢牢留在细胞壁内;而革兰氏阴性菌因其细胞壁薄、外膜层类脂含量高、肽聚糖层数少且交联度差,故受到乙醇作用后,以类脂为主的外膜会被迅速溶解,薄而松散的肽聚糖网不能阻挡结晶紫与碘复合物的溶出,因此脱色后呈无色状态。最后,经过石炭酸复红等红色染料复染后,蓝紫色的革兰氏阳性菌由于底色较深,仍保持蓝紫色;无色的革兰氏阴性菌被染成红色。

【实验设备和材料】

(1)仪器:显微镜。

(2)菌种:金黄色葡萄球菌、大肠杆菌。

(3)染色液:结晶紫、卢氏碘液、95%酒精、石炭酸复红。

(4)材料:载玻片、酒精灯、接种环、擦镜纸、吸水纸、洗瓶等。

(5)试剂:生理盐水、香柏油等。

【实验方法】

1. 涂片

取1片干净的载玻片,做好标记,注意区分正反面。接种环用酒精灯外焰高温灼烧2次后，取生理盐水1～2环沾于载玻片中央。接种环用酒精灯再次灼烧灭菌并冷却后，在菌种平板上挑取一个单菌落，与载玻片上的生理盐水涂布成直径约1cm的菌膜。

2. 固定

将涂布好的载玻片在酒精灯外焰上方10cm处微微加热烘干。高温会使细菌形态改变，因此载玻片切勿离火焰太近。菌膜完全干燥变白后，将载玻片在火焰上以钟摆的方式来回通过3次，冷却后染色。

3. 染色过程（图5-1）

（1）初染：滴加结晶紫液，使菌膜完全被覆盖，染色1分钟后水洗。

（2）媒染：滴加碘液，使菌膜完全被覆盖，染色1分钟后水洗。

（3）脱色：滴加95％酒精，使菌膜完全被覆盖，不时摇动或添加酒精至无紫色脱落为止，脱色过程约30秒，脱色后立即水洗。

（4）复染：滴加苯酚复红，使菌膜完全被覆盖，染色1分钟，水洗。

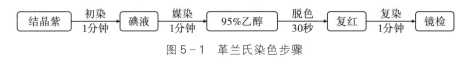

图5-1　革兰氏染色步骤

4. 镜检

利用吸水纸将多余水分吸干后，用油镜观察染色结果。

【实验结果】

（1）革兰氏阳性菌被染成蓝紫色，革兰氏阴性菌被染成红色。

（2）金黄色葡萄球菌为革兰氏阳性菌，呈球状；大肠杆菌为革兰氏阴性菌，呈短杆状。

【注意事项】

（1）细菌培养时间过长会影响细菌形态，因此一般用培养18～24小时的细菌染色效果最佳。

（2）涂片挑取细菌数量要适宜，细菌数量多、菌膜太厚会使酒精脱色不完全，可能误将革兰氏阴性菌染成蓝紫色；细菌数量少，则在显微镜观察视野中不易找到细菌。

（3）涂片时必须注意轻轻操作。粗鲁的动作容易改变细菌原有的排列形式，或造成细菌鞭毛脱落，影响结果的准确性。

（4）水洗时注意不能直冲菌膜，水流也不可太急。应将载玻片倾斜一定角度，用洗瓶冲洗菌膜前方的位置，用自然重力向下的水流来冲洗菌膜（图5-2）。

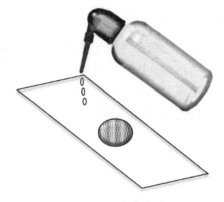

图5-2　水洗方法

（5）脱色时间要严格控制，时间太短会使脱色不完全，时间过长也会将革兰氏阳性菌中的染液洗出。

（邓　琦　陈倩倩）

实验十四　抗酸染色法

【实验目的】

(1)了解抗酸染色的意义。

(2)熟悉抗酸染色的实验步骤和应用。

(3)掌握抗酸染色的原理和结果观察。

【实验原理】

分枝杆菌细胞壁不仅拥有较厚的肽聚糖层，在肽聚糖层的外面还包裹着大量的脂质，所以分枝杆菌一般不易着色，需经过加热和延长染色时间来促使其着色。在加热条件下，分枝杆菌的分枝菌酸能与石炭酸复红结合，形成牢固的复合物，很难被酸性脱色剂脱色。但是包括革兰氏阳性菌在内的其他普通细菌，在3%盐酸酒精的作用下，附着在其细胞壁上的染色剂将会全部被洗脱。最后，再经过碱性美兰复染后，分枝杆菌仍然保持红色，而非抗酸菌及背景中的细胞杂质被染成蓝色。

【实验器材】

(1)仪器：显微镜。

(2)菌种：减毒牛型结核分枝杆菌(卡介苗)。

(3)染色液：石炭酸复红染色液、3%盐酸酒精、碱性美兰染液。

(4)材料：接种环、酒精灯、载玻片、擦镜纸、吸水纸、洗瓶、玻片夹。

【实验方法】

1. 涂片

取1片干净的载玻片，做好标记。接种环挑取1~2环减毒牛型结核分枝杆菌菌液滴加于载玻片中央，涂布成直径约1cm的菌膜。若使用患者标本，则需要取清晨第一口痰涂片为佳。

2. 固定

将涂布好的载玻片在酒精灯外焰上方10cm处微微加热烘干。高温会使细菌形态改变，因此载玻片切勿离火焰太近。菌膜完全干燥变白后，将载玻片在火焰上以钟摆的方式来回通过3次，冷却后染色。

3. 染色(图5-3)

(1)初染：用玻片夹夹持涂片标本，滴加2~3滴石炭酸复红染色液，使菌膜完全覆盖。在酒精灯火焰高处徐徐加热，以出现蒸汽但并未沸腾为准(约95℃)，加热5分钟。若染液蒸发减少，应立即添加染液，避免烤干。待标本冷却后，水洗。

(2)脱色：滴加3%盐酸酒精，使菌膜完全覆盖，不时摇动或添加酒精至无红色脱落为止，脱色过程为30秒至1分钟，脱色后立即水洗。

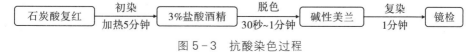

图5-3　抗酸染色过程

（3）复染：滴加碱性美兰染液，使菌膜完全覆盖，染色1分钟后水洗。

4. 镜检

利用吸水纸将多余水分吸干后，用油镜观察染色结果。

【实验结果】

（1）结核分枝杆菌被染成红色，非抗酸菌及背景中的细胞杂质被染成蓝色。

（2）结核分枝杆菌大部分呈现细长、直或弯曲的分枝状，偶尔可见着色不均匀的颗粒状和纵行排列的条索状。

（3）结核分枝杆菌较难查找，不一定每个视野都能观察到。因此，若为临床检验涂片，应每个视野逐一查验，观察完整后才可报告阴性。

【注意事项】

（1）涂片挑取细菌数量要适宜，若细菌数量多，结核分枝杆菌容易缠绕聚集，不易观察形态；细菌数量少，则在显微镜观察视野中不易找到目标。

（2）水洗时注意不能直冲菌膜，水流也不可太急。应将载玻片倾斜一定角度，用洗瓶冲洗菌膜前方的位置，用自然重力向下的水流来冲洗菌膜（图5-2）。

（3）脱色时间要严格控制，时间太短会使脱色不完全。

（4）若为结核菌感染患者涂片，一般每毫升痰中应至少有500个菌才容易在镜检中发现。可将收集的标本做浓缩集菌处理，以增加阳性检出率。

（邓　琦　段斯亮　王　肖）

实验十五　细菌芽孢、荚膜的染色观察

【实验目的】

（1）了解细菌的特殊结构与菌落形态结构之间的关系。

（2）掌握芽孢、荚膜的染色技术和观察方法。

【实验原理】

（一）芽孢观察（孔雀绿-番红染色法）

芽孢染色是利用细菌的芽孢和菌体对染料亲和力的不同，被不同的染料着色后，菌体和芽孢会呈现出不同的颜色。

细菌的芽孢壁厚而致密、透性低，不易着色，但是一旦着色后又难以脱色。因而需在加热的条件下，用着色力强的染料（如孔雀绿或石炭酸复红）促进芽孢着色。染料进入芽孢后难以被洗脱透出，而进入菌体的染料由于与菌体结合力较低，水洗后可脱去。经复染后，菌体和芽孢即可分别呈现不同的颜色。

（二）荚膜观察（墨汁染色法）

荚膜中含有的多糖会排斥墨汁颗粒，因此具有荚膜结构的微生物一般不易着色。同时菌体折光性较强，用墨汁负染法可在黑色背景下看到透亮的菌体和晕圈样外观。

【实验器材】

（1）仪器：恒温培养箱、恒温干燥箱、高压蒸汽灭菌锅、显微镜。

(2)菌种：枯草芽孢杆菌、新型隐球菌。

(3)培养基：营养琼脂平板。

(4)染色液：①芽孢染色液：孔雀绿、番红；②荚膜染色液：优质墨汁(颗粒小)，用生理盐水稀释10倍。

(5)材料：酒精灯、接种环、洗瓶、试剂瓶、载玻片、镊子、吸水纸、擦镜纸、酒精棉球等。

【实验方法】

(一)芽孢染色

(1)涂片：按照无菌操作要求，取少许培养物，制成涂片，干燥，固定(同革兰氏染色法)。

(2)初染：滴加孔雀绿染色液于涂片，用试管夹夹住载玻片一端，在酒精灯上文火加热至染料冒蒸汽时开始计时，染色8～10分钟。在加热过程中要随时添加染料，注意勿使染料沸腾或玻片干涸。

(3)复染：缓缓倾斜去除染料，待玻片冷却后，用水冲洗至无绿色褪下后，滴加番红染色液，室温下染色3～5分钟，水洗，完全干燥。

(4)镜检：油镜下观察。

(二)荚膜染色

(1)滴墨水：取一片干净的载玻片，做好标记。滴半滴稀释后的墨汁于载玻片中央。

(2)混样：吸取少许新型隐球菌菌液(临床检查为脑脊液样本)与载玻片上的墨汁混匀。

(3)封片：盖玻片一端接触菌液边缘后缓缓倾斜放下，轻轻覆盖于菌液上，过程中应避免产生气泡。

(4)镜检：吸去多余液体后利用油镜观察。

【实验结果】

(1)芽孢：孔雀绿-番红染色后，芽孢呈绿色，菌体呈红色。注意芽孢的大小、形状及位置。

(2)荚膜：显微镜视野中可以观察到中心菌体细胞，细胞内有明显的细胞核结构。菌体外包裹了一圈透明的光晕样结构，即为荚膜(图5-4A)。若样本为酵母菌，有时可以观察到出芽生殖现象(图5-4B)。

【注意事项】

(1)芽孢的样本培养时间不宜过短，培养基不宜过厚，否则细菌不容易形成芽孢。

(2)墨汁染色法的墨汁可以稀释使用，如无墨汁可用蓝墨水、美兰染液代替。样本还应该跟气泡、花粉、脂肪滴等区分，必要时行革兰氏染色鉴别。

(3)溶解后的淋巴细胞容易被误认为是新型隐球菌。使用脑脊液作标本检查病患是否感染新型隐球菌时，还需注意区分。

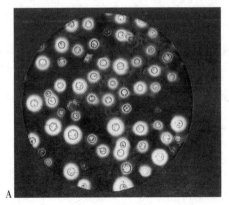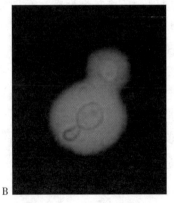

图 5-4　墨汁染色观察荚膜

（李明琦）

实验十六　细菌鞭毛染色方法及其运动的观察

【实验目的】

(1)了解细菌鞭毛和菌落形态结构之间的关系。

(2)熟悉细菌鞭毛染色的原理和方法。

(3)掌握压滴法、悬滴法以观察细菌的运动。

【实验原理】

细菌鞭毛为细菌的运动器官，主要成分是蛋白质。普通鞭毛形态细长，直径仅为 $10\sim20\mathrm{nm}$，小于光学显微镜 $0.2\mu\mathrm{m}$ 的分辨率，需要用电子显微镜才能观察到。但是，如采用特殊的染色法，则在普通光学显微镜下也能被观察到。鞭毛染色时需要先经过媒染剂处理，使其沉积在鞭毛上，增粗鞭毛直径后再进行染色，则可在普通光学显微镜下观察。

【实验器材】

(1)仪器：恒温培养箱、恒温干燥箱、高压蒸汽灭菌锅、显微镜。

(2)菌种：铜绿假单胞菌。

(3)培养基：营养琼脂平板。

(4)染色液：①媒染剂：5％苯酚 10mL，2g 单宁酸和 10mL 饱和硫酸钾铝。②染色剂：饱和结晶紫乙醇溶液。使用时取 9 份媒染剂与 1 份染色剂混合配成鞭毛染色液，过滤后静置 5～6 小时。

(5)材料：酒精灯、接种环、洗瓶、试剂瓶、载玻片、盖玻片、凹玻片、镊子、吸水纸、擦镜纸、酒精棉球等。

【实验方法】

(一)鞭毛染色

(1)载玻片处理：将洁净的载玻片在95％乙醇中浸泡 24 小时以上。使用时从酒精中取出，用酒精灯烧去残余酒精后立即使用，以水滴向周围流散而不形成水珠为标准。

（2）细菌制备：取转接2～3次的铜绿假单胞菌新鲜琼脂平板培养物，用接种环从菌膜迁徙生长的边缘挑取少量细菌，轻轻蘸入含1～2mL无菌蒸馏水的试管中，经数分钟使其自行分散后，在37℃条件下放置10分钟，让幼龄菌的鞭毛展开。

（3）涂片：用接种环挑取上述菌液1环，轻轻滴于载玻片中央，自然流散成菌膜。不可搅动，以免鞭毛脱落。

（4）染色：载玻片不可加热烘干，待其自然风干后，滴加鞭毛染色液，染色5～10分钟后，水洗，严格执行水洗的要求（图5-2）。

（5）镜检：用吸水纸吸多余水分，留少许水分自然风干，利用油镜观察。

（二）细菌运动观察

1. 压滴法

（1）细菌制备：取转接2～3次的铜绿假单胞菌新鲜琼脂平板培养物，用接种环从菌膜迁徙生长的边缘挑取少量细菌，轻轻蘸入含1～2mL无菌蒸馏水的试管中。

（2）混合：取2～3环稀释菌液于洁净载玻片中央，再加入一环0.01%的美蓝水溶液，混匀。

（3）封片：取一片盖玻片，盖玻片一边先接触菌液边缘后缓缓倾斜放下，轻轻将其覆盖于菌液上，过程中应避免产生气泡。

（4）镜检：将光线适当调暗，先用低倍镜找到观察部位，再用油镜观察。

2. 悬滴法

（1）盖玻片处理：取洁净盖玻片，在四周涂少许凡士林。

（2）滴加菌液：在盖玻片中央滴一小滴制备好的菌液。

（3）盖凹玻片：将凹玻片的凹槽向下，使凹槽中心对准盖玻片中央的菌液，轻轻地盖在盖玻片上，液滴不得与凹玻片接触，使凹玻片与盖玻片贴在一起。

（4）翻转：小心将玻片翻转过来，使菌液正好悬在凹槽中央（图5-5）。再用火柴棒轻压盖玻片四周使其封闭，以防菌液干燥。

（5）镜检：将光线适当调暗，先用低倍镜找到悬滴的边缘后，再将菌液移至视野中央，换用油镜观察。

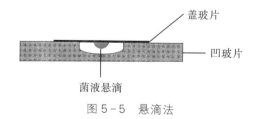

图5-5 悬滴法

【实验结果】

（1）菌落形态：具有鞭毛的细菌的菌落形态一般具有平坦、向外蔓延等特点。

（2）鞭毛染色：染色后，鞭毛和菌体都会染成紫色，但菌体颜色较深，鞭毛颜色较浅。

(3)细菌运动：注意观察细菌是如何运动的，及其与分子布朗运动的不同。布朗运动只是在原处左右摆动，而结果显示细菌间有明显位移者，才能判定细菌有运动性。

【注意事项】

(1)影响鞭毛染色的因素较多，菌种的活化程度、菌液浓度、染色液的新鲜程度、载玻片的洁净程度都能够影响鞭毛的着色。①应使用在斜面转接 2～3 次的新鲜菌种，使细菌活化，处于活跃生长期；菌龄较大、形成芽孢、衰亡期的细菌鞭毛容易脱落，影响结果的观察。②菌悬液在 37℃条件下处理时间过长会导致菌体鞭毛膨胀过大与脱落；处理时间短、鞭毛纤细则不易着色。③菌液浓度过高会让鞭毛交叉粘连，不利于观察。④染色液放置较久的话，会产生沉淀，影响染色效果，最好当日配制当日用。

(2)观察细菌运动所用的凹玻片和盖玻片都要洁净无油，否则会影响细菌运动。观察时要区分细菌的鞭毛运动和布朗运动。有些细菌在温度太低的环境下不能运动。

（邓　琦　姜伯劲　马新博）

第六章　微生物的形态观察

实验十七　细菌形态的观察

【实验目的】

(1)了解表皮葡萄球菌、溶血性链球菌、大肠杆菌、结核分枝杆菌、枯草芽孢杆菌、破伤风梭菌、普通变形菌、白喉棒状杆菌、肺炎链球菌等典型细菌的基本形态和特殊结构。

(2)掌握细菌基本结构和特殊结构的观察方法。

(3)巩固油镜的使用。

【实验设备和材料】

(1)仪器：显微镜。

(2)典型细菌染色装片：表皮葡萄球菌、溶血性链球菌、大肠杆菌(示短杆菌)、枯草芽孢杆菌(示长杆菌、芽孢)、破伤风梭菌(示芽孢)、普通变形菌(示鞭毛)、白喉棒状杆菌(示异染颗粒)、肺炎链球菌(示荚膜)、分枝杆菌(示分枝菌)等典型细菌的染色装片。

(3)试剂：香柏油、二甲苯、无菌水。

(4)材料：擦镜纸、接种环、酒精灯、载玻片、盖玻片、吸水纸、小滴管。

【实验方法】

1. 观察细菌的基本形态

分别用低倍镜、高倍镜和油镜观察表皮葡萄球菌(示葡萄球菌)、甲型溶血性链球菌(示链球菌)、大肠杆菌(示短杆菌)、枯草芽孢杆菌(示长杆菌)、结核分枝杆菌(示分枝杆菌)的染色装片。

2. 观察细菌的特殊结构

用低倍镜、高倍镜和油镜观察枯草芽孢杆菌(示芽孢)、破伤风梭菌(示芽孢)、普通变形菌(示鞭毛)、白喉棒状杆菌(示异染颗粒)、肺炎链球菌(示荚膜)的染色装片。

【实验结果】

(1)绘制所选细菌装片的个体形态视野图。

(2)绘制所选细菌特殊结构显微视野图,并画线注明各特殊结构。

【注意事项】

(1)观察完毕后,必须将镜筒上升,才能取下装片。

(2)放入另一装片后,要按油镜使用要求重新操作,不能在油镜下直接取下和替换装片,以免刮花镜头。

(蓝天才)

实验十八 单细胞真菌的形态观察

【实验目的】

(1)了解单细胞真菌的出芽繁殖形式和过程。

(2)掌握普通酵母菌、新型隐球菌、白假丝酵母菌的形态结构。

【实验原理】

单细胞真菌有典型的核结构和完整的细胞器,大小是细菌的几倍到十几倍,呈圆形或椭圆形,无真菌丝,分为酵母型和类酵母型真菌两类。酵母型真菌不产生菌丝,母细胞以出芽的形式繁殖,其菌落与细菌的菌落相似。类酵母型真菌母细胞同样以出芽的形式繁殖,但是出芽产生的芽生孢子会持续延长,但不断裂、不与母细胞脱离,产生相互连接成藕节状较长的细胞链,可伸入培养基内,称假菌丝。其菌落与酵母型真菌相似,但在培养基内可见由假菌丝连接形成的假菌丝体。

【实验器材】

(1)仪器:显微镜。

(2)染色装片:酿酒酵母、新生隐球菌、白假丝酵母菌染色装片。

(3)试剂:香柏油、二甲苯、无菌水。

(4)材料:载玻片、擦镜纸、盖玻片、接种环等。

【实验方法】

1. 菌落形态

观察酿酒酵母、新型隐球菌、白假丝酵母菌的菌落形态特征。

2. 基本形态

分别用低倍镜、高倍镜和油镜观察酿酒酵母(示普通酵母)、白假丝酵母菌(示藕节假菌丝)的染色装片。

3. 特殊结构

分别用低倍镜、高倍镜和油镜观察新型隐球菌(示荚膜)的染色装片。

【实验结果】

(1)绘制酿酒酵母装片的个体形态视野图。

(2)绘制白假丝酵母菌和新型隐球菌的显微视野图,并画线注明假菌丝、荚膜等特殊结构。

【注意事项】

(1)观察完毕后,必须将镜筒上升,才能取下装片。

(2)放入另一装片后，要按油镜使用要求重新操作，不能在油镜下直接取下和替换装片，以免刮花镜头。

（邓 琦 刘 云）

实验十九 霉菌的形态观察

【实验目的】

(1)了解曲霉、青霉、根霉、毛霉等多细胞真菌的菌落特征。

(2)熟悉真菌营养体和繁殖体的形态结构。

(3)掌握真菌菌丝装片的制备。

【实验原理】

真菌营养生长阶段的结构称为营养体，当营养生长进行到一定时期，就开始转入繁殖阶段，形成繁殖体。营养体主要为菌丝体，繁殖体主要为孢子。真菌感染性疾病根据真菌侵犯人体的部位分为4类：浅表真菌病、皮肤真菌病、皮下组织真菌病和系统性真菌病。可通过制作临时玻片来观察真菌在培养基和人体体表上着生的情况。

【实验设备和材料】

(1)设备：显微镜。

(2)示教菌种：黑曲霉、青霉、黑根霉、总状毛霉等斜面培养物。

(3)染色装片：青霉菌染色装片。

(4)样本：脚癣（即"脚气"）患者脚皮屑。

(5)培养基：沙氏培养基。

(6)试剂：10％氢氧化钾溶液。

(7)材料：透明胶带、剪刀、培养皿、载玻片、盖玻片、圆形滤纸片、细口滴管、镊子、显微镜、接种环。

【实验方法】

1. 基本形态

分别用低倍镜、高倍镜和油镜观察青霉菌的染色装片，注意观察菌丝和孢子。

2. 青霉菌的培养和菌丝观察

(1)菌种准备：用接种环挑取少量待培养的霉菌孢子，点植于沙氏培养基固体平板的边缘。平板放置于28℃恒温培养箱中正置培养3～5天。

(2)混合：取一块干净的载玻片，做好标记。载玻片中央滴加一滴10％氢氧化钾溶液，用接种环挑取少量霉菌涂布于氢氧化钾溶液中。

(3)封片：取一片干净盖玻片，一端接触菌液边缘后缓缓倾斜放下，轻轻覆盖于菌液上，过程中应避免产生气泡。

(4)镜检：分别用低倍镜、高倍镜和油镜观察。

3. 临床样本的制备与观察

(1)样本制备：取患者感染部位少许皮屑或组织，放入5mL 10％氢氧化钾溶液中消化 24 小时以上。

(2)涂布：取一块干净的载玻片，做好标记。将消化后的样本摇匀，在载玻片中央滴加一滴带有临床样本的消化液。

(3)封片：取一片干净盖玻片，一端接触菌液边缘后缓缓倾斜放下，轻轻覆盖于菌液上，过程中应避免产生气泡。

(4)镜检：分别用低倍镜、高倍镜和油镜观察是否有菌丝存在。

【实验结果】

1. 绘制形态图

绘制青霉菌染色装片镜检形态图，画线示各部名称。

2. 记录实验结果

记录各菌种的载玻片标本，观察结果。如记录气生菌丝、营养菌丝的粗细、色泽，菌丝有隔或无隔，孢子梗的分化特征，孢子着生特征等。

(1)根霉：菌丝无隔，有假根、葡萄菌丝。假根着生处有向上直立的孢囊梗，其顶端膨大成孢子囊，底部为半球形囊轴。

(2)黑曲霉：菌丝有隔，气生菌丝分化为分生孢子梗（无隔），顶端膨胀为球状顶囊。

(3)青霉：菌丝有隔，气生菌丝分化为分生孢子梗，呈扫帚状，顶端不膨大，无顶囊。

(4)毛霉：菌丝体上直接生出单生、总状分枝或假轴状分枝的孢囊梗，顶端为球形孢子囊。

3. 判断是否感染

查找临床样本有无菌丝，判断患者是否受真菌感染。

【注意事项】

(1)空气中有较多真菌孢子，接种时应注意严格无菌操作。

(2)应注意接种需在培养基边缘分散点植，以便于霉菌生长。固体培养基上不能接种太多、太厚的孢子，否则生长会过于密集。

(3)不能用蒸馏水涂布菌丝，这样会使菌丝结团成块，不利于菌丝的观察。而使用 5%～10% 的氢氧化钾溶液，会使菌丝解旋，便于观察。

（邓　琦　陈倩倩　王　晋）

第七章　医学微生物学综合实验

【实验目的】

(1)了解配制微生物培养基的基本原理，掌握培养基配制和分装的方法。

(2)熟悉玻璃器皿的洗涤，各类物品灭菌的包装，细菌培养观察的全过程。

(3)掌握培养基的消毒灭菌、固体平板的制作、细菌的接种、菌种的分离。

【实验内容】

在微生物实验过程中有多个环节，其他章节已有所介绍，本章将部分实验进行整合，以便于学生完整地了解微生物实验技术。本综合实验主要内容具体如下。

(1)使用半固体培养基观察细菌的动力。

(2)使用双糖铁培养基鉴定肠杆菌。

(3)药敏试验。

(4)自来水的细菌检测。

(5)紫外线杀菌效果检测。

【实验设备和材料】

(1)设备：高压蒸汽灭菌锅、超净工作台或生物安全柜等。

(2)菌种：大肠杆菌、伤寒杆菌、金黄色葡萄球菌等。

(3)培养基：双糖铁培养基、营养琼脂培养基、半固体培养基、沙氏培养基等。

(4)试剂：75%酒精、无菌水等。

(5)材料：试管、接种针、接种环、培养皿、涂布棒、注射器、锥形瓶、微量移液器、吸头等。

【实验方法】

(一)培养基准备

1. 培养基调配与灭菌准备

(1)组长计算本小组需要配制培养基的体积，所需培养基如下：

1)细菌动力观察——半固体培养基：每人操作 3 支，每支试管(小)约需要 5mL 培养基。

2)鉴定肠杆菌——双糖铁培养基：每人操作 3 支，每支试管(大)需要 10～15mL 培养基。

3)药敏试验——营养琼脂平板：每人两板，每板 10～15mL 培养基。

4)自来水中细菌的检查——营养琼脂平板和沙氏培养基平板：两种平板各 4 个，每板需 10～15mL 培养基。

5)紫外线杀菌效果检测——营养琼脂培养基：每人 1 个平板。

(2)根据所需培养基用量，依次配制。具体配制方法为：向烧杯内加入所需蒸馏水的一部分，按照培养基的配方，称取各种原料，依次加入(除琼脂以外)使其溶解。

对于半固体培养基和双糖铁培养基，需要将培养基加热煮沸，再将称好的琼脂加入，继续加热至完全融化。并不断搅拌，以免琼脂糊底烧焦，最后补足所需水分。

(3)用 pH 试纸(或 pH 电位计)测试培养基的 pH 值，如不符合需要，可用 10% HCl 或 10% NaOH 进行调节，直到调节到配方要求的 pH 值为止。

(4)溶解后的半固体培养基和双糖铁培养基分装至试管，高度约为试管的一半。

(5)用棉塞或者透气试管塞将试管口塞住，将营养琼脂培养基和沙氏培养基装进锥形瓶，用透气塞子塞上。最后将几只试管为一扎，用牛皮纸和橡皮塞将盛有培养基的试管口包住，直立放在烧杯中，用同样的方法将锥形瓶口包住。

(6)将移液器枪头装进枪头盒，盖上盖子；将 1 支空试管用试管塞塞上后，用牛皮纸包扎；将 2 支涂布棒用牛皮纸和橡皮筋包扎；将 1 瓶蒸馏水用盖子盖上(不可拧紧)，再用牛皮纸和橡皮筋包扎。

(7)将以上配制的培养基、枪头盒、包扎好的蒸馏水和涂布棒等放进灭菌锅的金属筐中等待灭菌。

2. 灭菌

(1)准备工作：检查灭菌锅内的水位，应当浸没加热圈并不高于套桶底部，若水量不足请加入蒸馏水或去离子水使得加热圈被浸没；若不慎加入过量的水，应使用排液阀排出多余的水后使水位合适。灭菌锅在使用以前排液阀必须关闭。检查排气管，使其浸在水盆里，并确保管口一定浸在水面以下。

(2)灭菌操作：将装有灭菌物品的灭菌锅金属筐放入灭菌锅内。将顶盖转到灭菌锅正上方关紧。打开电源，设定温度(121℃)、时间(15～30 分钟)后按 SET 键确认。按 START 键开始高压灭菌。灭菌结束，灭菌锅开始发出警报声，待温度降低到 80℃，仔细检查压力表读数是否为零，确认为零并关闭总电源后可以开启顶盖，开启时操作者应头部略微后仰。开盖后可以先让锅内物品稍微冷却后再取出。

3. 培养基制作与冷却

(1)在高压灭菌锅灭菌前 50 分钟，将无菌的空平板和酒精灯放至超净工作台，打开紫外灯。

(2)待灭菌锅中培养基温度降至 60℃左右后，将半固体培养基取出，小心打开包裹的牛皮纸，将其竖直放至试管架上冷却。对于双糖铁培养基，在实验台上放 1 支长 0.5～1m 的物体，厚度为 1cm 左右，将试管头部枕在该物体上，使管内培养基自然倾斜等待凝固。

(3)关闭超净工作台紫外灯，打开日光灯和风机，将刚刚灭过菌的盛有固体培养基的锥形瓶用 75％酒精消毒表面后放入超净工作台；用 75％酒精擦手，待酒精挥发后点燃酒精灯，右手托起锥形瓶瓶底，左手拔下棉塞，将瓶口在酒精灯上稍加灼烧，左手打开培养皿盖，右手迅速将培养基倒入培养皿中，每皿约倒入 10mL，以铺满皿底为宜。铺放培养基后放置 15 分钟左右，待培养基凝固后，5 个培养皿一叠，倒置过来。

（4）将灭菌的枪头、试管和涂布棒放进鼓风干燥箱内，60℃烘干。

（二）接种

1. 细菌动力观察试验

（1）用 75％酒精擦手，待酒精挥发后点燃酒精灯，在即将接种的试管表面，用记号笔标记姓名、日期、菌种（金黄色葡萄球菌、大肠杆菌和空白对照）等信息。

（2）用右手持接种针，在火焰上灼烧灭菌，然后将接种针手持以外的地方也过火灼烧灭菌；用右手小指和无名指以及手掌部分夹住试管塞，将试管塞在酒精灯附近拔出，将斜面的试管口在火焰上快速晃动灼烧（切勿太烫），避免管口的细菌进入试管内；等接种针温度下降后刮去少许菌种，将接种针迅速伸进半固体培养基试管，由培养基中央垂直刺入至距管底 0.4cm 处；抽出斜面试管内的接种针，再次灼烧管口，塞上试管塞。将接种针在火焰上灼烧，杀死残留的菌种后放回原处。

（3）用该方法分别接种金黄色葡萄球菌、大肠杆菌和空白对照。

（4）将接种好菌种的培养基放入培养箱中培养（37℃，24 小时）。

2. 双糖铁培养基鉴定肠杆菌

（1）用 75％酒精擦手，待酒精挥发后点燃酒精灯，在即将接种的试管表面，用记号笔标记姓名、日期、菌种（伤寒杆菌、大肠杆菌和空白对照）等信息。

（2）用右手持接种针，在火焰上灼烧灭菌，然后将接种针手持以外的地方也过火灼烧灭菌；用右手小指和无名指以及手掌部分夹住试管塞，将试管塞在酒精灯附近拔出，将斜面的试管口在火焰上快速晃动灼烧（切勿太烫），避免管口的细菌进入试管内；等接种针温度下降后刮去少许菌种，将接种针迅速伸进双糖铁培养基试管，由培养基中央垂直刺入至距管底 0.4cm 处；抽出接种针至斜面部分，在斜面上"之"字形划线，抽出试管中的接种针，再次灼烧管口，塞上试管塞。将接种针在火焰上灼烧，杀死残留的菌种后放回原处。

（3）用该方法分别接种伤寒杆菌、大肠杆菌和空白对照。

（4）将接种好菌种的培养基放入培养箱中培养（37℃，24 小时）。

3. 药敏试验

（1）用 75％酒精擦手，待酒精挥发后点燃酒精灯，在即将接种的平板底部，用记号笔标记姓名、日期、菌种（金黄色葡萄球菌和大肠杆菌）等信息。

（2）用右手持接种针，在火焰上灼烧灭菌，然后将接种针手持以外的地方也过火灼烧灭菌。

（3）左手握琼脂平板，靠近火焰周围，用手指稍抬起皿盖，同时用右手持接种环伸入皿内，从一端开始"之"字形划线，直至划到另一端结束，划线时接种环与平板表面成 30～40°角，轻轻接触，以腕力在表面做轻快的滑动，切勿将平板划破。

(4)关闭平皿盖子，在手中将平皿水平旋转 90°，再重复第(2)和第(3)步，此时两次划线接种的痕迹为十字交叉。再沿着培养基的外周划线 1～2 圈，以保证培养基边界处也接种有细菌。

(5)用该方法接种另一菌种。

(6)在接种好的平板上贴上 2～3 张药敏纸片，纸片与纸片的中心距离须大于24mm，纸片中心与边缘的距离需大于 15mm。纸片一旦接触琼脂表面就不能移动，因此最好在贴纸片之前标记好需要贴的位置。

(7)贴好纸片的平板置于室温下放置 15 分钟左右，然后倒置平板，放入恒温培养箱培养(37℃，24 小时)。

(8)详细步骤及区域划分还可参考第三章实验十。

4. 自来水中细菌的检查

(1)提前约 50 分钟打开超净工作台中的紫外灯。

(2)用无菌试管取自来水后迅速盖上试管盖子。

(3)关闭超净工作台紫外灯，打开日光灯和风机。用 75％酒精消毒装有自来水的试管表面、微量移液器表面和手部，将试管和微量移液器分别放入工作台中的移液枪架和试管架，并将烘箱中的灭菌枪头枪头盒子和涂布棒(放进操作台前勿打开牛皮纸包装)放进无菌操作台。

(4)点燃酒精灯，在即将接种的平板底部，用记号笔标记姓名、日期和实验内容(阴性对照和自来水各平行接种三份)等信息。

(5)右手用微量移液器依次吸取 200μL 灭菌水，左手握琼脂平板，靠近火焰周围，用手指稍抬起皿盖，将 200μL 灭菌水全部推入到营养琼脂培养基表面，丢弃枪头，将移液器放回架子上。

(6)打开牛皮纸包裹的涂布棒，右手持涂布棒柄，左手握加入灭菌水的琼脂平板，靠近火焰周围，用手指稍抬起皿盖，用涂布棒将琼脂表面的灭菌水轻轻地在整个平面上均匀铺开，之后盖上皿盖，将接种好的平板静置 15 分钟。

(7)按照步骤(4)和(5)，用另一支涂布棒将 200mL 自来水接种在另外三份营养琼脂平板上，同样静置 15 分钟。

(8)待表面液体挥发或者被培养基吸收后，再将平板倒置，放入恒温培养箱中培养(37℃，24 小时)。

(9)详细步骤还可参考第三章实验七。

5. 紫外线杀菌效果检测

(1)在营养琼脂培养基底部，用记号笔分成两个区域，并做好标记(一个区域标记对照组，另一个区域标记紫外线照射组)，用药敏试验中的接种方法接种任意一种菌种。

(2)将接种好的平板放于超净工作台中，打开盖子，将标记为"对照"的一边用纸片盖住。

(3)打开超净工作台的紫外灯，照射 30 分钟后，关闭紫外灯，盖上培养基平板盖子，将平板倒置放入培养箱培养(37℃，24 小时)。

(4)详细步骤及区域划分还可参考第三章实验八。

【实验结果】

观察实验现象，内容如表 7 - 1 所示。

表 7 - 1　医学微生物综合实验的观察

实验名称	观察
细菌动力观察试验	细菌在穿刺线上生长形态
双糖铁培养基鉴定肠杆菌	培养基的颜色变化和是否有气泡
药敏试验	抑菌圈的直径
自来水中细菌的检查	培养基上细菌菌落个数
紫外线杀菌效果检测	对比紫外线照射区域和对照区域细菌生长情况

【注意事项】

(1)使用高压灭菌锅时，一定要检查压力表的示数，示数为零时方能打开。

(2)倒平板的时候，培养基的温度切勿太高，否则会有大量的水蒸气在平皿盖上凝集成水珠，影响细菌的生长和实验结果的观察。

【临床意义】

该综合实验让学生熟悉了从培养基的调配、灭菌、平板制作、细菌接种，到细菌培养观察的全过程，同时能够帮助学生掌握紫外照射的杀菌效果。用双糖铁培养基区分肠道杆菌以及检验自来水中的细菌，用半固体培养基观察细菌的动力以及进行药敏试验，有利于学生熟悉微生物学基本技术，加强学生的无菌操作意识，了解药物对不同细菌的杀菌效果。

(陈倩倩　邓　琦)

下　篇

医学微生物学习题集

第一章　微生物概论

一、选择题

1. 不属于原核细胞型微生物的是（　　　）

    A. 螺旋体

    B. 放线菌

    C. 病毒

    D. 细菌

    E. 立克次体

2. 个体微小，结构简单，用显微镜才能观察到的微小生物称（　　　）

    A. 微生物

    B. 病原微生物

    C. 病毒

    D. 细菌

    E. 噬菌体

3. 能引起人或动植物患病的微生物称（　　　）

    A. 微生物

    B. 病原微生物

    C. 正常菌群

    D. 细菌

    E. 病原菌

4. 人们肉眼不能直接见到的微小生物称（　　　）

    A. 微生物

    B. 病原微生物

    C. 病毒

    D. 细菌

    E. 噬菌体

5. 属于非细胞型微生物的是（　　　）

    A. 螺旋体

B. 立克次体

C. 衣原体

D. 病毒

E. 真菌

6. 属于真核细胞型微生物的是（　　　）

A. 螺旋体

B. 放线菌

C. 真菌

D. 细菌

E. 立克次氏体

7. 下列描述的微生物特征中，不是所有微生物的共同特征是（　　　）

A. 个体微小

B. 分布广泛

C. 种类繁多

D. 结构简单

E. 只能在活细胞内生长繁殖

8. 下述不属于原核细胞型微生物的是（　　　）

A. 真菌

B. 细菌

C. 支原体

D. 立克次体

E. 放线菌

二、填空题

1. 按细胞结构可将微生物分为＿＿＿＿＿＿、＿＿＿＿＿＿、＿＿＿＿＿＿三种类型。

2. 医学微生物学包括医学细菌学、＿＿＿＿＿＿和＿＿＿＿＿＿。

3. 原核细胞型微生物包括细菌、支原体、立克次体、衣原体、＿＿＿＿＿＿和＿＿＿＿＿＿，共六类微生物。

三、名词解释

1. 病原微生物

2. 医学微生物学

四、问答题

1. 简述原核细胞型微生物与真核细胞型微生物的区别。

2. 什么是微生物，分为几类，各有何特点？

第二章 微生物的形态与结构

一、选择题

1. 不属于细菌的基本结构的是（ ）

   A. 鞭毛

   B. 细胞壁

   C. 细胞膜

   D. 细胞质

   E. 核质

2. 不属于细菌特殊结构的是（ ）

   A. 鞭毛

   B. 荚膜

   C. 菌毛

   D. 芽孢

   E. 质粒

3. 对外界抵抗力最强的是（ ）

   A. 荚膜

   B. 芽孢

   C. 鞭毛

   D. 菌毛

   E. 异染颗粒

4. 革兰氏染色的顺序是（ ）

   A. 碘液—乙醇—稀释复红—结晶紫

   B. 乙醇—稀释复红—碘液—结晶紫

   C. 碘液—乙醇—结晶紫—稀释复红

   D. 结晶紫—碘液—乙醇—稀释复红

   E. 稀释复红—碘液—结晶紫—乙醇

5. 革兰氏染色过程中使用的媒染剂是（ ）

   A. 卢戈氏碘液

    B. 95%乙醇

    C. 稀释复红

    D. 结晶紫

    E. 美蓝

6. 革兰氏染色阳性时，细胞颜色应为(　　　)

    A. 蓝紫色

    B. 蓝色

    C. 红色

    D. 黄色

    E. 无色

7. 革兰氏染色将革兰氏阴性菌染成(　　　)

    A. 紫色

    B. 红色

    C. 绿色

    D. 黑色

    E. 棕色

8. 革兰氏阳性菌细胞壁的特殊组分是(　　　)

    A. 肽聚糖

    B. 脂多糖

    C. 脂质

    D. 磷壁酸

    E. 脂蛋白

9. 革兰氏阳性菌与阴性菌细胞壁共有的化学成分是(　　　)

    A. 肽聚糖

    B. 磷壁酸

    C. 外膜

    D. 脂质 A

    E. 特异性多糖

10. 革兰氏阴性菌内毒素的毒性成分是(　　　)

    A. 脂质 A

    B. 多肽

    C. 多糖

    D. 磷壁酸

    E. 肽聚糖

11. 细胞壁的功能不包括(　　　)

    A. 维持细菌固有形态

    B. 保护细菌抵抗低渗环境

　　C. 具有抗吞噬作用

　　D. 具有免疫原性

　　E. 与细胞膜共同完成细菌细胞内外物质交换

12. 控制细菌遗传、生长、发育等重要生命活动的基本结构是（　　）

　　A. 拟核

　　B. 细胞壁

　　C. 细胞膜

　　D. 胞质

　　E. 核糖体

13. 观察细菌菌毛必须使用（　　）

　　A. 暗视野显微镜

　　B. 普通光学显微镜

　　C. 电子显微镜

　　D. 相差显微镜

　　E. 荧光显微镜

14. 质粒 DNA 是（　　）

　　A. 胞质中的核蛋白体

　　B. 异染颗粒

　　C. 中介体

　　D. 核外（或染色体外）DNA

　　E. 核糖体

15. 荚膜的功能有（　　）

　　A. 抗吞噬作用

　　B. 黏附作用

　　C. 抗有害物质的损伤作用

　　D. 鉴别细菌的作用

　　E. 以上均对

16. 检查细菌形态最常用的染色法是（　　）

　　A. 革兰氏染色法

　　B. 抗酸染色法

　　C. 美兰染色法

　　D. 复红染色法

　　E. 姬姆萨染色法

17. 下列结构中，可以增强细菌对高温、干燥和消毒剂的抵抗力的是（　　）

　　A. 细胞壁

　　B. 荚膜

　　C. 芽孢

D. 核质

E. 细胞膜

18. 内毒素的主要成分为（　　　）

A. 肽聚糖

B. 蛋白质

C. 鞭毛

D. 核酸

E. 脂多糖

19. 普通光学显微镜下不能观察到的结构是（　　　）

A. 菌毛

B. 芽孢

C. 鞭毛

D. 荚膜

E. 真菌

20. 青霉素的抗菌作用机制是（　　　）

A. 干扰细菌蛋白质的合成

B. 抑制细菌的核酸代谢

C. 抑制细菌的酶活性

D. 抑制细胞壁中肽聚糖的合成

E. 破坏细胞膜

21. 青霉素抗菌作用的机制是（　　　）

A. 干扰细菌细胞壁的合成

B. 干扰细菌细胞蛋白质的合成

C. 破坏细菌细胞膜通透性

D. 破坏细菌细胞核酸的代谢

E. 干扰细菌细胞器的合成

22. 青霉素能抑制合成的物质是（　　　）

A. 肽聚糖

B. 磷壁酸

C. 外膜

D. 脂质 A

E. 特异性多糖

23. 维持细菌固有形态的结构是（　　　）

A. 细胞壁

B. 细胞膜

C. 荚膜

D. 芽孢

E. 核蛋白

24. 细菌不染色标本直接镜检可观察细菌的(　　)

A. 细胞壁

B. 质粒

C. 细胞质

D. 运动情况

E. 繁殖方式

25. 细菌的测量单位是(　　)

A. 纳米

B. 微米

C. 毫微米

D. 微微米

E. 毫米

26. 细菌的基本形态不包括(　　)

A. 球形

B. 杆状

C. 螺形

D. 弧形

E. 蝌蚪形

27. 细菌的特殊结构不包括(　　)

A. 纤毛

B. 荚膜

C. 芽孢

D. 鞭毛

E. 菌毛

28. 细菌的 L 型是(　　)

A. 细胞壁缺陷的细菌

B. 细胞膜缺陷的细菌

C. 缺乏质粒的细菌

D. 缺乏核质的细菌

E. 细胞壁缺陷和缺乏质粒的细菌

29. 细菌对外界不良环境的一种抵御形式是形成(　　)

A. 普通菌毛

B. 性菌毛

C. 芽孢

D. 荚膜

E. 鞭毛

30. 细菌结构中，最耐热的是（　　　）

    A. 芽孢

    B. 鞭毛

    C. 荚膜

    D. 繁殖体

    E. 中介体

31. 细菌缺失哪一种结构仍可生存（　　　）

    A. 细胞质

    B. 细胞膜

    C. 细胞核质

    D. 细胞壁

    E. 核蛋白体

32. 细菌染色体以外的遗传物质是（　　　）

    A. 鞭毛

    B. 菌毛

    C. 质粒

    D. 细胞壁

    E. 细胞膜

33. 细菌细胞壁的最基本成分是（　　　）

    A. 脂蛋白

    B. 磷壁酸

    C. 核酸

    D. 脂多糖

    E. 肽聚糖

34. 细菌至少放大（　　　）才可在显微镜下观察到。

    A. 100 倍

    B. 400 倍

    C. 600 倍

    D. 1000 倍

    E. 10000 倍

35. 下列关于细菌芽孢的叙述，错误的是（　　　）

    A. 是某些细菌体内形成的圆形或椭圆形小体

    B. 是细菌的一种繁殖方式

    C. 具有多层膜结构

    D. 对理化因素抵抗力强

    E. 芽孢是细菌的一种休眠状态

36. 下列不属于细菌特殊结构的是（   ）

    A. 菌毛

    B. 荚膜

    C. 芽孢

    D. 鞭毛

    E. 细胞壁

37. 下列成分中 G^+ 菌所特有的是（   ）

    A. 肽聚糖

    B. 脂多糖

    C. 脂质

    D. 磷壁酸

    E. 脂蛋白

38. 下列结构中不是细菌的基本结构的是（   ）

    A. 细胞壁

    B. 芽孢

    C. 细胞膜

    D. 细胞质

    E. 核质

39. 下列有关菌落的叙述，错误的是（   ）

    A. 可分为 S、R 和 M 型菌落

    B. 肉眼可见

    C. 由一个细菌形成

    D. 一个菌落包含成千上万个细菌

    E. 在液体培养基上生长

40. 下列不是细菌的基本形态的是（   ）

    A. 球形

    B. 杆状

    C. 螺形

    D. 弧形

    E. 蝌蚪形

41. 下列与致病无关的物质是（   ）

    A. 热原质

    B. 外毒素

    C. 内毒素

    D. 侵袭性酶

    E. 细菌素

42. 性菌毛的作用是（　　）

    A. 与细菌的抗吞噬作用有关

    B. 使细菌吸附于黏膜细胞表面

    C. 与细菌运动有关

    D. 能在细菌中传递质粒

    E. 使细菌进行二分裂繁殖

43. 芽孢与细菌有关的特性是（　　）

    A. 抗吞噬作用

    B. 产生毒素

    C. 耐热性

    D. 黏附于感染部位

    E. 侵袭力

44. 不是荚膜功能的是（　　）

    A. 抗吞噬作用

    B. 黏附作用

    C. 抗有害物质的损伤作用

    D. 保护细菌菌体作用

    E. 保温作用

45. 有关荚膜描述错误的是（　　）

    A. 具有免疫原性，可用于鉴别细菌

    B. 可增强细菌对热的抵抗力

    C. 具有抗吞噬作用

    D. 一般在机体内形成

    E. 化学成分可为多糖，也可为多肽等

46. 与细菌抵抗吞噬功能有关的是（　　）

    A. 荚膜

    B. 芽孢

    C. 鞭毛

    D. 菌毛

    E. 异染颗粒

47. 与细菌运动有关的是（　　）

    A. 荚膜

    B. 芽孢

    C. 鞭毛

    D. 菌毛

    E. 异染颗粒

48. 与细菌黏附宿主细胞有关的是（　　　）

    A. 细胞壁

    B. 芽孢

    C. 鞭毛

    D. 菌毛

    E. 异染颗粒

49. 与细菌黏附于黏膜的能力有关的结构是（　　　）

    A. 菌毛

    B. 荚膜

    C. 中介体

    D. 胞质膜

    E. 鞭毛

50. 与致病性相关的细菌结构是（　　　）

    A. 中介体

    B. 细胞膜

    C. 异染颗粒

    D. 芽孢

    E. 荚膜

51. 在细菌的特殊结构中，具有抗吞噬作用的是（　　　）

    A. 芽孢

    B. 性菌毛

    C. 普通菌毛

    D. 荚膜

    E. 鞭毛

52. 在正常状态下，使用普通光学显微镜不能观察到的结构是（　　　）

    A. 菌毛

    B. 芽孢

    C. 鞭毛

    D. 荚膜

    E. 真菌

53. G^+ 菌和 G^- 菌的细菌细胞壁均具有的成分是（　　　）

    A. 脂蛋白

    B. 外膜

    C. 脂多糖

    D. 肽聚糖

    E. 磷壁酸

54. G^+ 菌与 G^- 菌的细胞壁肽聚糖结构的主要区别在于（　　　　）

　　A. 聚糖骨架

　　B. 四肽侧链

　　C. 五肽交联桥

　　D. β-1，4 糖苷键

　　E. N-乙酰葡糖胺与 N-乙酰胞壁酸的排列顺序

55. L 型细菌的主要特点是（　　　　）

　　A. 染色不易着色

　　B. 细胞壁缺陷

　　C. 形成光滑的中等大小菌落

　　D. 无致病性

　　E. 形态为球形

二、填空题

1. 革兰氏阳性菌的肽聚糖由＿＿＿＿＿＿、＿＿＿＿＿＿和＿＿＿＿＿＿三部分组成。

2. 革兰氏阴性菌的肽聚糖由＿＿＿＿＿＿和＿＿＿＿＿＿两部分组成。

3. G^+ 菌与 G^- 菌的细胞壁共同的成分是＿＿＿＿＿＿。G^+ 菌特有成分是＿＿＿＿＿＿，G^- 菌特有成分是＿＿＿＿＿＿。

4. 脂多糖包括＿＿＿＿＿＿、＿＿＿＿＿＿、特异多糖三个组成部分。

5. 细菌的基本结构有＿＿＿＿＿＿、＿＿＿＿＿＿、＿＿＿＿＿＿和＿＿＿＿＿＿。

6. 细菌的特殊结构有＿＿＿＿＿＿、＿＿＿＿＿＿、＿＿＿＿＿＿和＿＿＿＿＿＿。

7. 细菌的遗传物质有＿＿＿＿＿＿和＿＿＿＿＿＿。

三、名词解释

1. 细菌的 L 型

2. 质粒

四、问答题

1. 简述革兰氏阳性菌和革兰氏阴性菌细胞壁结构的区别。

2. 简述细菌细胞壁的主要功能。

3. 细菌的特殊结构有哪些？其功能各是什么？

4. 试述肽聚糖的主要结构及青霉素、溶菌酶对其抑制的作用机制。

第三章 细菌的生理

一、选择题

1. 不是细菌合成的代谢产物的是(　　)
   - A. 内毒素
   - B. 外毒素
   - C. 类毒素
   - D. 色素
   - E. 侵袭性酶类

2. 大肠杆菌的靛基质试验为阳性，是因为大肠杆菌能分解(　　)
   - A. 含硫氨基酸
   - B. 葡萄糖
   - C. 乳糖
   - D. 色氨酸
   - E. 枸橼酸盐

3. 大多数病原菌生长繁殖的最适 pH 是(　　)
   - A. pH4.8～5.0
   - B. pH5.8～6.0
   - C. pH6.8～7.0
   - D. pH7.2～7.6
   - E. pH8.0～9.0

4. 大多数病原菌最适宜的生长温度为(　　)
   - A. 28℃
   - B. 32℃
   - C. 34℃
   - D. 37℃
   - E. 39℃

5. 大多数细菌繁殖一代所需要的时间为(　　)
   - A. 10 分钟

  B. 20 分钟

  C. 40 分钟

  D. 1 小时

  E. 2 小时

6. 单个细菌在固体培基上的生长现象是(   )

  A. 菌落

  B. 菌膜

  C. 菌丝

  D. 菌团

  E. 菌苔

7. 靛基质(吲哚)试验阳性的细菌是因为它能分解(   )

  A. 葡萄糖

  B. 胱氨酸

  C. 色氨酸

  D. 枸橼酸盐

  E. 乳糖

8. 对细菌有鉴别意义的细菌代谢产物是(   )

  A. 外毒素

  B. 内毒素

  C. 色素

  D. 抗生素

  E. 维生素

9. 根据细菌对氧气的需要,可以将细菌分为(   )

  A. 专性需氧菌

  B. 微需氧菌

  C. 兼性厌氧菌

  D. 专性厌氧菌

  E. 以上均对

10. 供人体吸收利用的细菌代谢产物是(   )

  A. 外毒素

  B. 内毒素

  C. 色素

  D. 侵袭性酶

  E. 维生素

11. 观察细菌有无动力常将其接种于(   )

  A. 液体培养基

  B. 固体平板培养基

C. 半固体培养基

D. 固体斜面培养基

E. 庖肉培养基

12. 鉴别大肠杆菌与产气杆菌的最佳试验是（　　）

    A. 硫化氢试验

    B. IMViC 试验

    C. 糖发酵试验

    D. 尿素分解试验

    E. 霍乱红试验

13. 硫化氢试验是用来检测细菌对（　　）的分解能力的。

    A. 色氨酸

    B. 胱氨酸

    C. 靛基质

    D. 尿素

    E. 硝酸盐

14. 人工培养细菌的意义（　　）

    A. 细菌的鉴定和研究

    B. 细菌性疾病的诊断和治疗

    C. 生物制品的制备

    D. 细菌毒力分析及细菌学指标的检测

    E. 以上均对

15. 属于专性需氧菌的是（　　）

    A. 葡萄球菌

    B. 肺炎球菌

    C. 结核杆菌

    D. 大肠杆菌

    E. 伤寒杆菌

16. 细菌的人工培养不能应用于（　　）

    A. 病原学诊断

    B. 做药物敏感试验

    C. 培养纯种细菌

    D. 制备菌苗用于预防

    E. 制备干扰素

17. 细菌的生长繁殖方式是（　　）

    A. 有丝分裂

    B. 无性二分裂

    C. 孢子生殖

    D. 复制

    E. 断裂

18. 细菌的分离培养用(　　　)

    A. 液体培养基

    B. 半固体培养基

    C. 平板培养基

    D. 斜面培养基

    E. 糖发酵管

19. 有关细菌生长繁殖的条件,下列说法错误的是(　　　)

    A. 需要充足的营养物质

    B. 需要合适的酸碱度

    C. 需要适宜的温度

    D. 需要一定的气体环境

    E. 凡是培养基都可培养细菌

20. 细菌在液体培养基中培养可观察到的现象不包括(　　　)

    A. 混浊

    B. 沉淀

    C. 菌膜

    D. 菌落

    E. 清亮

21. 不属于细菌人工培养的实际应用的是(　　　)

    A. 病原学诊断

    B. 细菌的鉴定

    C. 进行药物敏感试验

    D. 生物制品的制备

    E. 制备干扰素

22. 不是细菌的合成代谢产物的是(　　　)

    A. 细菌素

    B. 抗生素

    C. 抗毒素

    D. 色素

    E. 维生素

23. 不是正常菌群的生理作用的是(　　　)

    A. 生物拮抗作用

    B. 营养作用

    C. 免疫作用

    D. 抗衰老作用

E. 吞噬作用

24. 细菌在液体培养基中培养可观察到的现象是（　　）

A. 混浊、沉淀、菌膜生长

B. 沉淀、菌膜、云雾状生长

C. 菌膜、混浊、穿刺线生长

D. 菌落、菌膜、云雾状生长

E. 清亮混浊穿刺线生长

25. 下列有鉴别意义的细菌代谢产物是（　　）

A. 靛基质

B. 色素

C. H_2S

D. 酸性气体

E. 以上均是

26. 研究细菌性状最好选用（　　）的细菌。

A. 迟缓期

B. 对数期

C. 稳定期

D. 衰亡期

E. 以上均可

27. 用于临床治疗的细菌代谢产物是（　　）

A. 外毒素

B. 内毒素

C. 色素

D. 抗生素

E. 维生素

28. 由单个细菌在固体培养基上生长繁殖，形成的肉眼可见的细菌集团称（　　）

A. 菌落

B. 菌苔

C. 真菌

D. 正常菌群

E. 菌体

29. 有关热原质的描述错误的是（　　）

A. G^- 菌的热原质就是细胞壁中的脂多糖

B. 可被高压蒸气灭菌所破坏

C. 液体中的热原质可用吸附剂或过滤等方法除去

D. 是许多 G^- 菌、少数 G^+ 菌的一种合成性代谢产物

E. 注入机体可致发热反应

30. 在细菌生长过程中，能合成多种重要代谢产物，并可以形成芽孢的时期是（　　）

    A. 迟缓期

    B. 对数期

    C. 减数期

    D. 稳定期

    E. 衰退期

31. 在细菌生长过程中，细菌生长最快，生物学性状最典型的时期是（　　）

    A. 迟缓期

    B. 对数期

    C. 减数期

    D. 稳定期

    E. 衰退期

二、填空题

1. 细菌生长繁殖所需的营养物质有＿＿＿＿＿＿、＿＿＿＿＿＿、＿＿＿＿＿＿、＿＿＿＿＿＿、＿＿＿＿＿＿，其中某些细菌生长所必需，而自身又不能合成的是＿＿＿＿＿＿。

2. IMiVC 是指＿＿＿＿＿＿、＿＿＿＿＿＿、＿＿＿＿＿＿、＿＿＿＿＿＿，主要用于＿＿＿＿＿＿鉴别。

3. 厌氧菌只能在无氧条件下生长繁殖，其原因是缺乏＿＿＿＿＿＿、＿＿＿＿＿＿、＿＿＿＿＿＿与＿＿＿＿＿＿。

4. 大多数致病菌生长所需要的最适 pH 值为＿＿＿＿＿＿，最适温度为＿＿＿＿＿＿，而结核杆菌生长的最适 pH 值为＿＿＿＿＿＿，霍乱弧菌生长的最适 pH 值为＿＿＿＿＿＿。

5. 细菌生长繁殖时需要的气体主要是＿＿＿＿＿＿和＿＿＿＿＿＿，根据细菌对＿＿＿＿＿＿的需要情况可将细菌分为＿＿＿＿＿＿、＿＿＿＿＿＿、＿＿＿＿＿＿、＿＿＿＿＿＿四类。

6. 细菌合成代谢产物中与致病性有关的是＿＿＿＿＿＿、＿＿＿＿＿＿；与治疗有关的是＿＿＿＿＿＿、＿＿＿＿＿＿、＿＿＿＿＿＿；可供鉴别的是＿＿＿＿＿＿、＿＿＿＿＿＿。

7. 细菌生长繁殖除需提供充足的营养，还需提供适宜的＿＿＿＿＿＿、＿＿＿＿＿＿、＿＿＿＿＿＿。

8. 细菌的生长过程具有规律性，其生长曲线分＿＿＿＿＿＿、＿＿＿＿＿＿、＿＿＿＿＿＿、＿＿＿＿＿＿。

9. 细菌产生的色素分为＿＿＿＿＿＿和＿＿＿＿＿＿两种。

10. 细菌在液体培养基中生长可出现＿＿＿＿＿＿、＿＿＿＿＿＿、＿＿＿＿＿＿三种生长形态。

11. 半固体培养基常用于检查细菌的＿＿＿＿＿＿，有鞭毛的细菌经穿刺接种于半固体培养基中呈＿＿＿＿＿＿状或＿＿＿＿＿＿状生长。

三、名词解释

1. 菌落
2. 热原质

四、问答题

1. 举例说明根据培养基的性质和用途，可将培养基分为几类？
2. 细菌的合成性代谢产物有哪些？有何意义？
3. 厌氧菌在有氧条件下为什么不能生长？

第四章　消毒与灭菌

一、选择题

1. 1‰硝酸银常用于（　　　）

    A. 体温计消毒

    B. 排泄物消毒

    C. 空气消毒

    D. 饮水消毒

    E. 新生儿滴眼预防淋病奈瑟菌感染

2. 70％～75％乙醇涂擦局部皮肤称为（　　　）

    A. 消毒

    B. 灭菌

    C. 防腐

    D. 无菌

    E. 传染

3. 75％乙醇常用于（　　　）

    A. 体温计消毒

    B. 排泄物消毒

    C. 空气消毒

    D. 饮水消毒

    E. 新生儿滴眼预防淋病奈瑟菌感染

4. 除去玻璃器材上的热原质常用的灭菌方法为（　　　）

    A. 干烤法

    B. 紫外线照射

    C. 高压蒸汽灭菌法

    D. 巴氏消毒法

    E. 过滤除菌法

5. 将玻璃器皿、瓷器干烤 2 小时进行灭菌的最佳温度是（　　　）

    A. 100～150℃

B. 160～170℃

C. 170～250℃

D. 250～300℃

E. 300～400℃

6. 不含活的微生物称（　　）

A. 灭菌

B. 消毒

C. 防腐

D. 无菌

E. 杀菌

7. 不属于湿热灭菌法的是（　　）

A. 高压蒸气灭菌法

B. 煮沸法

C. 巴氏消毒法

D. 烧灼法

E. 流动蒸汽灭菌法

8. 常用于皮肤消毒的是（　　）

A. 2％来苏尔

B. 0.05％氯己定

C. 75％乙醇

D. 10％甲醛

E. 生石灰

9. 常用于基础培养基灭菌的方法是（　　）

A. 高压蒸汽灭菌法

B. 紫外线照射法

C. 巴氏消毒法

D. 滤过除菌法

E. 干烤法

10. 常用于空气或物体表面消毒的是（　　）

A. 高压蒸汽灭菌法

B. 紫外线照射法

C. 巴氏消毒法

D. 滤过除菌法

E. 干烤法

11. 常用于牛奶消毒的是（　　）

A. 高压蒸汽灭菌法

B. 紫外线照射法

C. 巴氏消毒法

D. 滤过除菌法

E. 干烤法

12. 常用于手术器械的灭菌的是（　　　）

A. 高压蒸汽灭菌法

B. 紫外线照射法

C. 巴氏消毒法

D. 滤过除菌法

E. 干烤法

13. 常用于血清的除菌的是（　　　）

A. 高压蒸汽灭菌法

B. 紫外线照射法

C. 巴氏消毒法

D. 滤过除菌法

E. 干烤法

14. 大量被污染的血清的最好的灭菌方法是（　　　）

A. 高压蒸汽灭菌法

B. 巴氏消毒法

C. 紫外线灭菌法

D. 滤过除菌法

E. 流动蒸汽灭菌法

15. 对抗生素和药液等消毒灭菌时采用的方法是（　　　）

A. 高压蒸气灭菌法

B. 煮沸法

C. 干烤法

D. 巴氏消毒法

E. 滤过除菌法

16. 对于不耐高温的物品（如含血清的培养基），常用的灭菌方法是（　　　）

A. 巴氏消毒法

B. 高压蒸汽灭菌法

C. 煮沸法

D. 间歇灭菌法

E. 滤过除菌法

17. 防止微生物进入机体和物体的操作方法称（　　　）

A. 灭菌

B. 消毒

C. 无菌操作

D. 无菌

E. 防腐

18. 干热灭菌法最常选用的温度和时间为（　　）

    A. 100～120℃，2 小时

    B. 120～150℃，2 小时

    C. 160～170℃，2 小时

    D. 180℃，30 分钟

    E. 200℃，30 分钟

19. 高温灭菌的原理是（　　）

    A. 损伤细胞膜结构，改变其通透性

    B. 干扰酶活性

    C. 抑制核酸合成

    D. 破坏细胞壁肽聚糖合成

    E. 使菌体蛋白质和酶类变性而导致细菌死亡

20. 高压蒸汽灭菌法的温度和时间是（　　）

    A. 100℃，10～20 分钟

    B. 121℃，15～20 分钟

    C. 80℃，5～10 分钟

    D. 62℃，30 分钟

    E. 71℃，15～30 分钟

21. 关于紫外线杀菌，下列叙述不正确的是（　　）

    A. 紫外线的杀菌作用与波长有关

    B. 紫外线损伤细胞的 DNA 构型

    C. 紫外线的穿透力弱，所以对人体无害

    D. 紫外线适用于空气或物体表面的消毒

    E. 一般用低压水银蒸气灯做紫外线杀菌处理

22. 利用干烤箱，将玻璃器皿加热至 160～170℃，2 小时可达到（　　）

    A. 消毒

    B. 灭菌

    C. 防腐

    D. 无菌

    E. 传染

23. 流动蒸汽消毒灭菌法的温度和时间是（　　）

    A. 100℃，5 分钟

    B. 100℃，2 小时

    C. 100℃，30 分钟

    D. 121.3℃，20 分钟

E. 71℃，30 秒钟

24. 灭菌的概念是（　　　）

　　A. 使物体上无活菌存在

　　B. 杀死物体上病原微生物

　　C. 杀死物体上病原菌

　　D. 抑制微生物的生长

　　E. 杀灭物体上的所有微生物

25. 灭菌的标准是指杀灭（　　　）

　　A. 菌毛

　　B. 荚膜

　　C. 芽孢

　　D. 鞭毛

　　E. 热原质

26. 不属于化学消毒剂浓度越大，杀菌效果越强的是（　　　）

　　A. 乙醇

　　B. 碘酒

　　C. 醋酸

　　D. 来苏

　　E. 过氧乙酸

27. 消毒牛奶、酒类常用的消毒法是（　　　）

　　A. 高压蒸气灭菌法

　　B. 煮沸法

　　C. 干烤法

　　D. 巴氏消毒法

　　E. 滤过除菌法

28. 判断消毒灭菌是否彻底的指标是（　　　）

　　A. 细菌芽孢是否被杀灭

　　B. 细菌繁殖体是否被完全杀灭

　　C. 热原质是否被完全清除

　　D. 内、外毒素是否被彻底清除

　　E. 外毒素是否被彻底清除

29. 普通琼脂培养基的灭菌常用（　　　）

　　A. 干烤法

　　B. 紫外线照射法

　　C. 高压蒸汽灭菌法

　　D. 巴氏消毒法

　　E. 过滤除菌法

30. 热力灭菌法中效果最好的是（　　　）

　　A. 煮沸法

　　B. 高压蒸汽灭菌法

　　C. 流动蒸汽灭菌法

　　D. 巴氏消毒法

　　E. 烧灼法

31. 日光的杀菌作用主要来自（　　　）

　　A. 热力

　　B. 紫外线

　　C. 干燥

　　D. 红外线

　　E. 声波

32. 杀灭物体上包括芽孢在内的所有病原性和非病原性微生物的方法为（　　　）

　　A. 灭菌

　　B. 消毒

　　C. 防腐

　　D. 无菌

　　E. 杀菌

33. 杀灭物体上病原微生物的方法称（　　　）

　　A. 灭菌

　　B. 消毒

　　C. 防腐

　　D. 无菌

　　E. 无菌技术

34. 杀灭细菌芽孢最常用和最有效的方法是（　　　）

　　A. 煮沸 5 分钟

　　B. 紫外线照射

　　C. 高压蒸汽灭菌法

　　D. 干烤灭菌

　　E. 化学消毒剂灭菌

35. 湿热灭菌法中效果最好的是（　　　）

　　A. 高压蒸汽灭菌法

　　B. 流动蒸汽灭菌法

　　C. 间歇灭菌法

　　D. 巴氏消毒法

　　E. 煮沸法

36. 实验过程中防止污染和感染的方法称为（　　）

    A. 灭菌

    B. 消毒

    C. 防腐

    D. 无菌

    E. 无菌操作

37. 适用于紫外线消毒的是（　　）

    A. 手术敷料

    B. 外科器械

    C. 抗血清

    D. 平皿

    E. 无菌室空间

38. 手术间的消毒宜采用（　　）

    A. 高压蒸汽灭菌

    B. 干烤

    C. 滤过除菌

    D. 紫外线照射

    E. 煮沸消毒

39. 手术室、婴儿室、微生物接种室的空气消毒常采用的方法是（　　）

    A. 紫外线照射

    B. X线

    C. 5%石炭酸

    D. 2%～3%来苏尔

    E. 75%酒精

40. 手术衣帽、口罩等主要采用的灭菌方法是（　　）

    A. 高压蒸气灭菌法

    B. 巴氏消毒法

    C. 干烤法

    D. 烧灼法

    E. 煮沸法

41. 手术用金属器械宜采用的灭菌方法是（　　）

    A. 高压蒸汽灭菌

    B. 干烤

    C. 滤过除菌

    D. 紫外线照射

    E. 煮沸消毒

42. 体温计的消毒常选用( )

    A. 石炭酸

    B. 酒精

    C. 新洁尔灭

    D. 醋酸

    E. 过氧乙酸

43. 下列方法中，不能杀死细菌芽孢的是( )

    A. 高压蒸汽灭菌法

    B. 间歇蒸汽灭菌法

    C. 流动蒸汽灭菌法

    D. 干烤法

    E. 焚烧法

44. 下列消毒效果最好的酒精的浓度是( )

    A. 50%

    B. 60%

    C. 70%～75%

    D. 80%

    E. 90%

45. 消毒的含义是( )

    A. 杀死物体上微生物的方法

    B. 杀死病原微生物的方法

    C. 抑制微生物生长繁殖的方法

    D. 杀死芽孢的方法

    E. 物体中无活的微生物存在

46. 新生儿预防淋球菌所致脓漏眼的消毒剂是( )

    A. －4%～2%龙胆紫

    B. 0.1%高锰酸钾

    C. 2%红汞

    D. 1%硝酸银

    E. 2%碘伏

47. 血清、抗毒素等采用的除菌方法为( )

    A. 加热56℃，30分钟

    B. 紫外线照射法

    C. 滤菌器过滤法

    D. 高压蒸汽灭菌法

    E. 巴氏消毒法

48. 用于耐高温、耐湿热的手术器械的最佳灭菌方法是(　　　)

    A. 高压蒸汽灭菌法

    B. 巴氏消毒法

    C. 紫外线照射法

    D. 流动蒸汽灭菌法

    E. 滤过除菌法

49. 使用煮沸法时，为提高沸点可加入(　　　)

    A. 1%～2%氯化钾

    B. 1%～2%氯化镁

    C. 1%～2%氯化钠

    D. 1%～2%硫酸镁

    E. 1%～2%碳酸氢钠

50. 正常机体的无菌部位是(　　　)

    A. 口腔

    B. 咽喉

    C. 小肠

    D. 血液

    E. 外耳道

51. 正常人体相对无菌的部位为(　　　)

    A. 眼结膜

    B. 外耳道

    C. 胃

    D. 泌尿生殖道

    E. 口腔

52. 紫外线杀菌的机制是(　　　)

    A. 破坏细菌细胞壁

    B. 损害细胞膜

    C. 损伤细菌的核酸物质

    D. 破坏细菌核糖体

    E. 破坏细菌中介体

二、填空题

1. 化学消毒剂杀菌或抑菌的作用机制有_____、_____和_____。

2. 巴氏消毒法常用于消毒_____和_____。

3. 常用的湿热消毒灭菌法有_____、_____、_____、_____和_____。

4. 高压蒸气灭菌法的蒸气压力为_____ kg/cm^2，温度达_____℃，维持时间是_____分钟。

5. 干热灭菌法主要有_____、_____和_____。

6. 紫外线杀菌力最强的波长为_____，常用于无菌室的_____消毒。

7. 预防新生儿淋球菌感染常用的滴眼剂是_____。

8. 70％～75％乙醇的杀菌机制在于去除细菌细胞膜中的_____，并使菌体_____变性。

三、名词解释

1. 灭菌

2. 消毒

3. 防腐

4. 无菌

5. 无菌操作

四、问答题

1. 在相同温度和时间的条件下，为什么湿热灭菌法的效果要优于干热灭菌法？

2. 简述紫外线杀菌的作用机制和注意事项。

3. 为什么将杀灭芽孢作为灭菌彻底的标准？

第五章　噬菌体

一、选择题

1. 下列关于噬菌体的叙述，错误的是(　　)

    A. 是侵袭细菌的病毒

    B. 有严格的宿主特异性

    C. 主要由核酸和蛋白质组成

    D. 每个噬菌体都含有 DNA 和 RNA 两种核酸

    E. 对理化因素的抵抗力比一般细菌强

2. 前噬菌体是指(　　)

    A. 整合到宿主菌染色体上的噬菌体基因组

    B. 进入宿主菌体内的噬菌体

    C. 尚未感染细菌的游离噬菌体

    D. 尚未完成装配的噬菌体

    E. 成熟的子代噬菌体

3. 溶原性转换是指(　　)

    A. 供体菌染色体基因与受体菌染色体基因的重组

    B. 噬菌体的基因与细菌染色体 DNA 的重组

    C. 供体菌质粒 DNA 与受体菌染色体 DNA 的重组

    D. 细菌染色体的基因发生突变

    E. 两种细菌原生质体融合后发生染色体基因的重组

4. 噬菌体的下列特性中，错误的是(　　)

    A. 严格的胞内寄生性

    B. 均能裂解宿主菌

    C. 核酸为 DNA 或 RNA

    D. 具有抗原性

    E. 能通过滤器

5. 噬菌体不能侵袭的微生物是(　　)

    A. 细菌

    B. 病毒

    C. 螺旋体

    D. 支原体

    E. 衣原体

6. 噬菌体属于（　　　）

    A. 细菌

    B. 病毒

    C. 螺旋体

    D. 支原体

    E. 衣原体

7. 不属于噬菌体的特性的是（　　　）

    A. 个体微小

    B. 具备细胞结构

    C. 由衣壳和核酸组成

    D. 专性细胞内寄生

    E. 以复制方式增殖

8. 下列细胞中，不受噬菌体侵袭的是（　　　）

    A. 淋巴细胞

    B. 真菌细胞

    C. 细菌细胞

    D. 螺旋体细胞

    E. 衣原体细胞

9. 只有裂解期没有溶原期的噬菌体是（　　　）

    A. 毒性噬菌体

    B. 前噬菌体

    C. 温和噬菌体

    D. λ-噬菌体

    E. β-噬菌体

10. β-棒状杆菌噬菌体感染了不产生白喉外毒素的白喉杆菌便可使其产生白喉外毒素，发生这种变异的原因是（　　　）

    A. 基因突变

    B. 转化

    C. 转导

    D. 溶原性转换

    E. 接合

二、填空题

1. 当噬菌体基因整合到宿主菌染色体上时，该噬菌体称为＿＿＿＿＿＿＿，该细菌称为＿＿＿＿＿＿＿。

2. 噬菌体感染细菌后可发生两种结果：＿＿＿＿＿＿＿和＿＿＿＿＿＿＿。

第六章 细菌的遗传与变异

一、选择题

1. 染色体上整合了 F 因子的细菌称为( )

   A. F 菌

   B. F⁻菌

   C. Hfr 株

   D. F'菌

   E. 溶原菌

2. 溶原性细菌是指( )

   A. 带有毒性噬菌体的细菌

   B. 带有 Col 因子的细菌

   C. 带有 F 因子的细菌

   D. 带有 R 因子的细菌

   E. 带有前噬菌体的细菌

3. 溶原性转换( )

   A. 由 R 质粒参与

   B. 需性菌毛介导

   C. 由毒性噬菌体参与

   D. 需温和噬菌体参与

   E. 指供体菌与受体菌直接接触

4. 受体菌直接摄取供体菌游离 DNA 而获得新的生物学性状的过程称为( )

   A. 转化

   B. 转导

   C. 接合

   D. 溶原性转换

   E. 原生质体融合

5. 通过性菌毛使供体菌直接接触受体菌而转移和重组 DNA 的变异现象称为( )

   A. 转化

B. 溶原性转换

C. 局限性转导

D. 普遍性转导

E. 接合

6. 细菌的遗传物质有( )

 A. 染色体

 B. 质粒

 C. 转位因子

 D. 噬菌体

 E. 以上均是

7. 细菌的转导和溶原性转换的共同特点是( )

 A. 供体菌与受体菌直接接触

 B. 不需要供体菌

 C. 不需要受体菌

 D. 需噬菌体

 E. 需质粒

8. 细菌通过性菌毛将遗传物质从供体菌转移到受体菌的过程称为( )

 A. 转化

 B. 转导

 C. 突变

 D. 接合

 E. 溶原性转换

9. 携带耐药性基因的质粒是( )

 A. F 质粒

 B. R 质粒

 C. Col 质粒

 D. vi 质粒

 E. K 质粒

10. 以噬菌体为载体,将供体菌的基因转移到受体菌,导致受体菌基因型改变的过程称( )

 A. 转化

 B. 转导

 C. 接合

 D. 溶原性转换

 E. 原生质体融合

11. 有关耐药性质粒的描述错误的是( )

 A. 由耐药传递因子和耐药决定因子组成

    B. 耐药传递因子和 F 质粒的功能相似

    C. R 质粒的转移是造成细菌间耐药性传播的主要原因

    D. 细菌耐药性的产生是由于 R 质粒基因突变所致

    E. 耐药决定因子可编码细菌多重耐药性

12. 下列有关质粒的叙述, 不正确的是(　　　)

    A. 质粒是细菌核质以外的遗传物质

    B. 质粒是细菌的必需结构

    C. 质粒可自行复制

    D. 质粒是双股环状 DNA

    E. 质粒可独立存在于菌体内

13. 下列有关质粒的叙述, 不正确的是(　　　)

    A. 质粒是细菌染色体外的遗传物质

    B. 质粒是闭合环状的双链 DNA

    C. 具有自主复制的能力

    D. 质粒是细菌必不可少的结构

    D. 可自行丢失或人工他理消除

14. 预防传染病的疫苗主要是根据病原微生物的(　　　)特性制得的。

    A. 毒力变异

    B. 结构变异

    C. 形态变异

    D. 耐药性变异

    E. 抗原性变异

15. 在使用某些药物治疗疾病的过程中, 其疗效降低甚至无效, 这种现象称为(　　　)

    A. 毒力变异

    B. 结构变异

    C. 形态变异

    D. 耐药性变异

    E. 抗原性变异

16. 质粒是细菌的(　　　)

    A. 核质 DNA

    B. 胞质中的 rRNA

    C. 胞质中的 eDNA

    D. 胞质颗粒

    E. 染色体外的 DNA

17. H－O 变异属于(　　　)

    A. 毒力变异

    B. 菌落变异

C. 形态变异

D. 鞭毛变异

E. 耐药性变异

18. Hfr 株与 F⁻ 菌接合，转移的基因主要是（　　）

A. 游离的 F 质粒

B. 整合的 F 质粒

C. R 质粒

D. 供体菌染色体

E. F'菌

19. R 质粒的转移方式常见的是（　　）

A. 转化

B. 转导

C. 接合

D. 溶原性转换

E. 原生质体融合

20. S－R 变异是指（　　）

A. 毒力变异

B. 菌落变异

C. 鞭毛变异

D. 形态变异

E. 耐药性变异

二、填空题

1. 细菌的基因转移与重组的方式有＿＿＿＿＿＿、＿＿＿＿＿＿、＿＿＿＿＿＿和＿＿＿＿＿＿。

2. 细菌耐药性的产生可能是细菌发生了＿＿＿＿＿＿，或者细菌通过接合发生了＿＿＿＿＿＿＿＿＿＿的转移。

3. 卡介苗是用失去毒力的＿＿＿＿＿制成的活疫苗，可用于预防＿＿＿＿＿病。

三、名词解释

1. 转导

2. 溶原性转换

3. 转化

4. 接合

第七章　细菌的感染与免疫

一、选择题

1. 败血症是指（　　）

    A. 毒素入血

    B. 细菌入血

    C. 细菌不入血

    D. 细菌入血，生长繁殖

    E. 细菌入血引起全身组织器官化脓病灶

2. 病愈后获得的对这种病的抵抗力为（　　）

    A. 被动免疫

    B. 天然免疫

    C. 人工主动免疫

    D. 天然主动免疫

    E. 天然被动免疫

3. 病原菌经局部入血，不繁殖且无严重症状称为（　　）

    A. 败血症

    B. 毒血症

    C. 内毒素血症

    D. 脓毒血症

    E. 菌血症

4. 病原菌在局部繁殖，外毒素入血称为（　　）

    A. 败血症

    B. 毒血症

    C. 内毒素血症

    D. 脓毒血症

    E. 菌血症

5. 带菌者是指（　　）

    A. 体内带有正常菌群者

B. 病原菌潜伏在体内，不向体外排菌者

C. 体内带有条件致病菌者

D. 感染后，临床症状消失，但体内病原菌未被彻底清除，又不断向体外排菌者

E. 感染后，临床症状明显，并可传染他人者

6. 构成细菌毒力的物质基础是（　　　）

A. 基本形态

B. 基本结构

C. 侵袭力和毒素

D. 侵入的数量

E. 侵入的途径

7. 关于病原菌致病性的构成因素，下列叙述最全面的是（　　　）

A. 毒力＋侵入部位＋细菌数量

B. 毒素＋侵袭力＋侵入部位

C. 侵袭力＋侵入部位＋细菌数量

D. 侵袭酶类＋毒素＋细菌数量

E. 侵入部位＋毒素＋细菌表面结构

8. 下列关于活疫苗的叙述，错误的是（　　　）

A. 经人工培养获得的变异株或从自然界筛选出

B. 能在机体内繁殖

C. 免疫效果好且持久

D. 比死疫苗用量小

E. 比死疫苗易保存

9. 关于内毒素的叙述，下列错误的一项是（　　　）

A. 来源于革兰氏阴性菌

B. 能用甲醛脱毒制成类毒素

C. 其化学成分是脂多糖

D. 性质稳定、耐热

E. 只有当菌体死亡裂解后才释放出来

10. 下列关于内毒素的叙述，错误的是（　　　）

A. 由 G^- 菌产生

B. 毒性物质主要是脂质 A

C. 毒性物质是蛋白质

D. 对人体组织无选择性毒性作用

E. 刺激机体不形成抗毒素

11. 下列关于外毒素的叙述，错误的是（　　　）

A. 化学成分是蛋白质

B. 毒性作用有选择性

C. 受甲醛作用变成类毒素

D. 毒性部分是类脂 A

E. 不耐热

12. 下列关于外毒素的叙述，错误的是（　　）

A. 多由革兰氏阳性菌产生

B. 化学成分主要是蛋白质

C. 耐热，使用高压蒸汽灭菌法仍不能将其破坏

D. 经甲醛处理可制备成类毒素

E. 可刺激机体产生抗毒素

13. 下列关于外毒素的叙述，错误的是（　　）

A. 主要由 G^+ 菌产生

B. 是蛋白质

C. 抗原性强

D. 对组织有选择性

E. 不能脱毒为类毒素

14. 下列关于正常菌群的叙述，正确的是（　　）

A. 一般情况下，正常菌群对人体有益无害

B. 肠道内的痢疾杆菌可产生碱性物质拮抗其他细菌

C. 口腔中的正常菌群主要是需氧菌

D. 即使是健康胎儿，也携带正常菌群

E. 在人的一生中，正常菌群的种类和数量保持稳定

15. 化脓菌入血大量繁殖并引起组织和器官出现严重感染症状称为（　　）

A. 败血症

B. 毒血症

C. 内毒素血症

D. 脓毒血症

E. 菌血症

16. 机会致病菌来源于（　　）

A. 暂住正常菌群

B. 常住正常菌群

C. 正常菌群

D. 潜在致病菌

E. 非致病菌

17. 机体的抵抗力强，感染后不出现明显临床症状的称（　　）

A. 潜伏感染

B. 内源性感染

C. 带菌状态

D. 隐性感染（亚临床感染）

E. 显性感染

18. 机体获得人工被动免疫的方式是（　　）

A. 隐性感染

B. 疫苗接种

C. 显性感染

D. 注射抗毒素

E. 注射类毒素

19. 机体获得人工主动免疫的方式是（　　）

A. 注射抗毒素

B. 注射类毒素

C. 注射细胞因子

D. 注射胎盘球蛋白

E. 通过胎盘从母体获得

20. 黏附为细菌感染的第一步，以下具有黏附作用的细菌结构是（　　）

A. 鞭毛

B. 普通菌毛

C. 荚膜

D. 性菌毛

E. 芽孢

21. 类毒素来源于（　　）

A. 外毒素

B. 荚膜

C. 内毒素

D. 抗毒素

E. 细菌素

22. 类毒素是（　　）

A. 抗毒素经甲醛处理后的物质

B. 内毒素经甲醛处理后脱毒而保持抗原性的物质

C. 外毒素经甲醛处理后脱毒而保持抗原性的物质

D. 细菌经甲醛处理后的物质

E. 外毒素经甲醛处理后脱毒并改变了抗原性的物质

23. 利于细菌扩散的是物质是（　　）

A. 荚膜

B. 菌毛

C. 血浆凝固酶

D. 芽孢

E. 透明质酸梅

24. 内毒素不具有的作用是(　　　)

    A. 发热

    B. 休克

    C. DIC

    D. 白细胞反应

    E. 对组织器官有选择性的毒害作用

25. 内毒素的毒性部分是(　　　)

    A. 特异性多糖

    B. 脂多糖

    C. 核心多糖

    D. 类脂 A

    E. 脂蛋白

26. 内毒素的化学性质是(　　　)

    A. 脂类

    B. 多糖

    C. 蛋白质

    D. 氨基酸

    E. 脂多糖

27. 内毒素(　　　)

    A. 来源于革兰氏阳性菌

    B. 从活菌体分泌出来

    C. 化学成分是蛋白质

    D. 化学成分是脂多糖

    E. 可脱毒为类毒素

28. 内毒素的特性为(　　　)

    A. 强抗原性

    B. 毒性强

    C. 细菌的细胞壁裂解后才能游离出来

    D. 经甲醛处理可脱毒为类毒素

    E. 不耐热，易变性

29. 体内查到病原菌，但无临床症状的称(　　　)

    A. 菌血症

    B. 败血症

    C. 脓毒血症

    D. 毒血症

    E. 带菌者

30. 条件致病菌的致病条件不包括（　　）

 A. 机体全身免疫力下降

 B. 机体局部免疫力下降

 C. 滥用抗生素致菌群失调

 D. 细菌毒力变异

 E. 细菌定居部位改变

31. 条件致病菌的致病条件是（　　）

 A. 细菌产生鞭毛

 B. 细菌产生外毒素

 C. 细菌产生内毒素

 D. 细菌芽孢的形成

 E. 机体免疫功能下降，细菌的寄居部位改变或滥用抗生素致菌群失调

32. 外毒素的成分是（　　）

 A. 脂多糖

 B. 脂质 A

 C. 脂肪酸

 D. 氨基酸

 E. 蛋白质

33. 外毒素的化学性质是（　　）

 A. 脂类

 B. 多糖

 C. 蛋白质

 D. 氨基酸

 E. 脂多糖

34. 下列关于外毒素的叙述，正确的是（　　）

 A. G^+菌均能产生

 B. G^-菌均能产生

 C. 是细胞壁的成分

 D. 抗原性强，但不能经甲醛脱毒为类毒素

 E. 毒性强，对组织器官有选择性且能经甲醛脱毒为类毒素

35. 为治疗菌群失调症，应使用（　　）

 A. 维生素

 B. 纤维素

 C. 抗生素

 D. 抗毒素

 E. 微生态制剂

36. 无毒而抗原性较强的是（　　）

    A. 类毒素

    B. 抗生素

    C. 外毒素

    D. 内毒素

    E. 细菌素

37. 细菌大量入血并繁殖，称为（　　）

    A. 败血症

    B. 毒血症

    C. 内毒素血症

    D. 脓毒血症

    E. 菌血症

38. 细菌内毒素的特征是（　　）

    A. 只有革兰氏阴性细菌产生

    B. 有少数革兰氏阳性细菌产生

    C. 细菌在正常生理状态下释放

    D. 抗原性强

    E. 不耐热

39. 细菌侵入血流，但不在血液中繁殖的现象称为（　　）

    A. 毒血症

    B. 菌血症

    C. 败血症

    D. 脓毒血症

    E. 病毒血症

40. 细菌入血繁殖并随血流扩散到机体其他组织或器官，引起新的化脓病灶称（　　）

    A. 菌血症

    B. 败血症

    C. 脓毒血症

    D. 毒血症

    E. 带菌者

41. 细菌由局部侵入血流，在血中繁殖，产生大量毒性物质，而引起人体中毒，称为（　　）

    A. 毒血症

    B. 脓毒血症

    C. 病毒血症

    D. 败血症

    E. 菌血症

42. 细菌在局部生长繁殖不入血，但产生的毒素入血，引起全身中毒现象称为（　　）

　　A. 毒血症

　　B. 菌血症

　　C. 败血症

　　D. 脓毒血症

　　E. 病毒血症

43. 细菌在血液中大量繁殖，产生毒素，引起明显临床症状者称（　　）

　　A. 菌血症

　　B. 败血症

　　C. 脓毒血症

　　D. 毒血症

　　E. 带菌者

44. 细菌致病性的强弱主要取决于细菌的（　　）

　　A. 基本形态

　　B. 基本结构与特殊结构

　　C. 分解代谢产物

　　D. 侵袭力与毒素

　　E. 侵入机体的途径

45. 下列不属于内毒素特性的是（　　）

　　A. 主要由 G^- 菌产生

　　B. 毒性物质主要是脂质 A

　　C. 抗原性较外毒素弱

　　D. 对人组织无选择性毒性作用

　　E. 对人组织有选择性毒性作用

46. 可制成类毒素的是（　　）

　　A. 内毒素

　　B. 细菌素

　　C. 抗生素

　　D. 外毒素

　　E. 维生素

47. 下列细菌中属条件致病菌的是（　　）

　　A. 金黄色葡萄球菌

　　B. 伤寒沙门菌

　　C. 霍乱弧菌

　　D. 绿脓杆菌

　　E. 结核杆菌

48. 因长期使用广谱抗生素引起的细菌性腹泻多属于（　　）

    A. 食物中毒

    B. 细菌性痢疾

    C. 过敏性反应

    D. 菌群失调症

    E. 霍乱样腹泻

49. 引起内源性感染的机制不包括（　　）

    A. 严重创伤导致病原菌侵入体内繁殖

    B. 长期使用抗生素破坏正常菌群

    C. 条件致病菌在人体内的异常定植与增殖

    D. 长期应用免疫抑制剂

    E. 生理功能紊乱导致菌群失调

50. 引起人类猩红热的是（　　）

    A. M 蛋白

    B. 脂磷壁酸

    C. 透明质酸酶

    D. 链球菌溶血素 O

    E. 致热外毒素

51. 引起医院交叉感染最常见的细菌是（　　）

    A. 伤寒杆菌

    B. 结核杆菌

    C. 耐药性金黄色葡萄球菌

    D. 乙型溶血性链球菌

    E. 变形杆菌

52. 有助于细菌在体内扩散的物质是（　　）

    A. 菌毛

    B. 荚膜

    C. M 蛋白

    D. 血浆凝固酶

    E. 透明质酸酶

53. 在疾病的流行中，一种容易被忽视的重要的传染源是（　　）

    A. 急性期患者

    B. 恢复期患者

    C. 健康带菌者

    D. 带菌动物

    E. 患病动物

54. 正常菌群的生理作用不包括(　　)

    A. 生物拮抗作用

    B. 营养作用

    C. 免疫作用

    D. 抗衰老作用

    E. 吞噬作用

55. 正常菌群的生物拮抗作用机制有(　　)

    A. 改变 pH

    B. 占位性保护作用

    C. 争夺营养

    D. 抗生素和细菌素作用

    E. 以上均对

56. 注入机体能引起发热的细菌代谢产物是(　　)

    A. 细菌素

    B. 抗生素

    C. 热原质

    D. 维生素

    E. 抗毒素

57. G^- 菌入血引起中毒症状，称为(　　)

    A. 败血症

    B. 毒血症

    C. 内毒素血症

    D. 脓毒血症

    E. 菌血症

二、填空题

1. 正常菌群对机体的有益作用包括＿＿＿＿＿＿、＿＿＿＿＿＿、＿＿＿＿＿＿、＿＿＿＿＿＿。

2. 某些正常菌群成员获得致病性的条件是＿＿＿＿＿＿、＿＿＿＿＿＿、＿＿＿＿＿＿。

3. 细菌的毒力是由＿＿＿＿＿＿和＿＿＿＿＿＿决定的。

4. 临床上常见的引起全身性感染的病原菌有＿＿＿＿＿＿、＿＿＿＿＿＿、＿＿＿＿＿＿、＿＿＿＿＿＿和＿＿＿＿＿＿。

5. 胞内菌感染的免疫主要依靠＿＿＿＿＿＿，胞外菌感染的免疫主要依靠＿＿＿＿＿＿。

三、名词解释

1. 正常菌群

2. 水平传播

3. 垂直传播

4. 条件致病菌

5. 菌群失调

6. 侵袭力

7. 毒力

8. 毒血症

9. 内毒素血症

10. 菌血症

11. 败血症

12. 脓毒血症

四、问答题

1. 简述外毒素和内毒素的性质及其作用的不同点。

2. 简述内毒素的主要生物学作用。

3. 简述菌群失调症及其发生机制。

第八章　球　菌

一、选择题

1. 不是鉴定金黄色葡萄球菌的依据为(　　)

 A. 葡萄状排列的 G^+ 球菌

 B. 金黄色色素

 C. 血平板出现溶血环

 D. 血浆凝固酶阳性

 E. 发酵菊糖

2. 不是金黄色葡萄球菌引起的疾病是(　　)

 A. 烫伤样皮肤综合征

 B. 假膜性肠炎

 C. 食物中毒

 D. 毒性休克综合征

 E. 肉毒中毒

3. 测定 SLO 抗体，可协助诊断的疾病是(　　)

 A. 风湿热

 B. 肠热症

 C. 类风湿性关节炎

 D. 猩红热

 E. 红斑狼疮

4. 常用来鉴别甲型溶血性链球菌和肺炎球菌的试验是(　　)

 A. 抗链球菌溶血素 O 试验

 B. 甘露醇分解试验

 C. 外斐氏反应

 D. 胆汁溶菌试验

 E. 肥达反应

5. 胆汁溶菌试验可用来鉴别(　　)

 A. 甲型溶血性链球菌和肺炎球菌

B. 乙型溶血性链球菌和肺炎球菌

C. 金黄色葡萄球菌和肺炎球菌

D. 肺炎球菌和淋球菌

E. 甲型溶血性链球菌和淋球菌

6. 对金黄色葡萄球菌的致病性具有鉴定意义的重要指标是( )

A. 测定血浆凝固酶

B. 革兰氏染色镜检

C. 菌落特点

D. 检测 SPA

E. 发酵葡萄糖

7. 对冷、热、干燥均敏感的细菌是( )

A. 金黄色葡萄球菌

B. 脑膜炎球菌

C. 丙型链球菌

D. 乙型溶血性链球菌

E. 表皮葡萄球菌

8. 对青霉素产生耐药性的最常见细菌是( )

A. 金黄色葡萄球菌

B. 乙型溶血性链球菌

C. 脑膜炎奈瑟菌

D. 淋病奈瑟菌

E. 肺炎链球菌

9. 肺炎链球菌的致病因素主要是( )

A. 内毒素

B. 外毒素

C. 荚膜

D. 菌毛

E. 侵袭性酶

10. 肺炎链球菌致病主要依赖于( )

A. 内毒素

B. 外毒素

C. 侵袭性酶

D. 荚膜

E. M 蛋白

11. 肺炎球菌的致病物质主要是( )

A. 荚膜

B. 外毒素

   C. 内毒素

   D. 菌毛

   E. 鞭毛

12. 风湿热的辅助诊断应采用(　　)

   A. 细菌培养

   B. OT 试验

   C. 抗 O 试验

   D. 血浆凝固酶试验

   E. 肥达试验

13. 与风湿热有关的细菌是(　　)

   A. 链球菌

   B. 金黄色葡萄球菌

   C. 脑膜炎球菌

   D. 淋球菌

   E. 白喉杆菌

14. 根据抗原结构分类，链球菌分为 20 个群，能够致病的链球菌 90% 属于(　　)

   A. A 群

   B. B 群

   C. C 群

   D. 群

   E. E 群

15. 关于金黄色葡萄球菌，下列说法错误的是(　　)

   A. 耐盐性强

   B. 在血平板上形成完全透明的溶血环

   C. 引起局部化脓性感染时病变比较局限

   D. 不易产生耐药性，抵抗力强

   E. 革兰氏阳性菌

16. 关于淋球菌，下列说法错误的是(　　)

   A. 为 G^- 肾型双球菌

   B. 人是淋球菌的唯一宿主

   C. 通过性接触传播

   D. 新生儿可经产道传播

   E. 女性感染者比男性严重

17. 关于乙型溶血性链球菌，下列说法错误的是(　　)

   A. 是链球菌属中致病力最强的

   B. 感染容易扩散

   C. 可引起超敏反应性疾病

D. 产生多种外毒素，故可用类毒素预防

E. 对青霉素敏感

18. 化脓性链球菌能产生（　　）

A. 血浆凝固酶

B. 透明质酸酶

C. 自溶酶

D. DNA 多聚酶

E. 神经氨酸酶

19. 引起假膜性肠炎的细菌是（　　）

A. 金黄色葡萄球菌

B. 表皮葡萄球菌

C. 乙型溶血性链球菌

D. 肺炎链球菌

E. 脑膜炎奈瑟菌

20. 金黄色葡萄球菌引起的化脓性感染病灶具有局限性，其脓汁较黏稠的特点是因为该菌有（　　）

A. 链激酶

B. 透明质酸酶

C. DNA 酶

D. 血浆凝固酶

E. 卵磷脂酶

21. 镜检为革兰氏阳性球菌，呈葡萄串状排列的是（　　）

A. 葡萄球菌

B. 乙型溶血性链球菌

C. 肺炎球菌

D. 脑膜炎球菌

E. 甲型溶血性链球菌

22. 抗"O"试验是辅助诊断（　　）感染引起的超敏反应性疾病。

A. 乙型溶血型链球菌

B. 肺炎链球菌

C. 淋球菌

D. 葡萄球菌

E. 立克次体

23. 可增强链球菌扩散能力的酶类物质是（　　）

A. 透明质酸酶、DNA 酶等

B. 红疹毒素

C. M 蛋白

D. 多糖蛋白

E. 溶血毒素

24. 可增强链球菌扩散能力的致病物质是(   )

    A. 链球菌溶素

    B. 红疹毒素

    C. M 蛋白

    D. 多糖蛋白

    E. 透明质酸酶

25. 链球菌感染后引起的变态反应性疾病是(   )

    A. 产褥热

    B. 风湿热

    C. 回归热

    D. 波状热

    E. 以上都不是

26. 某单位发生了症状以呕吐为主，伴有腹泻的食物中毒，防疫站经检查未发现肠道致病菌，而在炊事员手上查出了化脓感染灶，试问该致病菌可能是(   )

    A. 鼠伤寒沙门菌

    B. 产气荚膜杆菌

    C. 金黄色葡萄球菌

    D. 肠炎杆菌

    E. 副溶血弧菌

27. 脑膜炎球菌的主要致病物质是(   )

    A. 外毒素

    B. 内毒素

    C. 自溶酶

    D. 溶血毒素

    E. 荚膜

28. 脑膜炎球菌是(   )

    A. 乙脑的病原体

    B. 流脑的病原体

    C. 出血热的病原体

    D. 结核性脑膜炎的病原体

    E. 隐球菌性脑膜炎的病原体

29. 能产生 SPA 的细菌是(   )

    A. 葡萄球菌

    B. 乙型溶血型链球菌

    C. 白喉杆菌

D. 百日咳杆菌

E. 肉毒梭菌

30. 能引起食物中毒的细菌是（　　）

A. 金黄色葡萄球菌

B. 表皮葡萄球菌

C. 肺炎球菌

D. 腐生葡萄球菌

E. 淋球菌

31. 葡萄球菌的培养特性是（　　）

A. 营养要求高，必须在血平板上才能生长

B. 均能产生金黄色色素

C. 分解菊糖产酸

D. 耐盐性强，可在含 $10\% \sim 15\%$ NaCl 的培养基中生长

E. 专性需氧

32. 葡萄球菌致急性胃肠炎的致病因素是（　　）

A. 杀白细胞素

B. 溶血毒素

C. 肠毒素

D. 血浆凝固酶

E. 红疹毒素

33. 使金黄色葡萄球菌的感染出现局限性的物质是（　　）

A. SPA

B. 血浆凝固酶

C. 杀白细胞素

D. 膜损伤毒素

E. 荚膜

34. 使化脓性病灶易扩散的是（　　）

A. 血浆凝固酶

B. 透明质酸酶

C. 肠毒素

D. 自溶酶

E. 耐热核酸酶

35. 使金黄色葡萄球菌引起食物中毒的物质是（　　）

A. 血浆凝固酶

B. 透明质酸酶

C. 肠毒素

D. 自溶酶

E. 耐热核酸

36. 不是金黄色葡萄球菌的特点的是（　　）

A. 血浆凝固酶试验阳性

B. 产生溶血素

C. 分解甘露醇

D. 产生耐热核酸酶

E. 胆汁溶解试验阳性

37. 下列疾病中，不是由金黄色葡萄球菌引起的是（　　）

A. 疖肿

B. 假膜性肠炎

C. 食物中毒

D. 毒性休克综合征

E. 风湿热

38. 下列无芽孢的细菌中，抵抗力最强的是（　　）

A. 金黄色葡萄球菌

B. 乙型溶血性链球菌

C. 百日咳杆菌

D. 大肠杆菌

E. 肺炎链球菌

39. 一青年近日咳嗽，高热 39℃，咳铁锈色痰，临床诊断为大叶性肺炎，请问致病菌可能是（　　）

A. 嗜肺军团菌

B. 肺炎球菌

C. 肺炎杆菌

D. 肺炎支原体

E. 肺炎衣原体

40. 引起变态反应性疾病的是（　　）

A. M 蛋白

B. 脂磷壁酸

C. 透明质酸酶

D. 链球菌溶血素 O

E. 致热外毒素

41. 引起烫伤样皮肤综合征的微生物是（　　）

A. 回归热螺旋体

B. 衣原体

C. 产气荚膜梭菌

D. 肺炎球菌

  E. 金黄色葡萄球菌

42. 引起心内膜炎的常见细菌是（ ）

  A. 甲型溶血性链球菌

  B. 肠球菌

  C. 肺炎链球菌

  D. B 群链球菌

  E. A 群链球菌

43. 治疗链球菌引起的感染，应首选的抗生素是（ ）

  A. 链霉素

  B. 青霉素

  C. 甲硝唑

  D. 红霉素

  E. 克林霉素

44. 致病性葡萄球菌能产生（ ）

  A. 血浆凝固酶

  B. 链激酶

  C. 自溶酶

  D. DNA 多聚酶

  E. 神经氨酸酶

45. 自鼻咽拭子中分离出一株细菌，其菌落周围有草绿色溶血环，胆汁溶解试验阳性，最可能是（ ）

  A. 乙型溶血性链球菌

  B. 甲型溶血性链球菌

  C. 绿脓杆菌

  D. 副溶血性弧菌

  E. 肺炎链球菌

46. SPA 在致病中发挥的作用是（ ）

  A. 抑制吞噬细胞的吞噬作用

  B. 具有抗原性

  C. 是一种毒素

  D. 能破坏吞噬细胞

  E. 在菌体表面形成保护层

二、填空题

1. 金黄色葡萄球菌可引起_____及_____两大类感染。

2. 胆汁溶菌试验可用来鉴别_____与_____。

3. 金黄色葡萄球菌感染引起的毒素性疾病有_____，_____，_____等。

4. 根据血平板上溶血现象不同，可将链球菌分类为＿＿＿＿＿＿＿＿，＿＿＿＿＿＿＿＿，
＿＿＿＿＿＿＿＿。

5. 肺炎链球菌的主要致病物质是＿＿＿＿＿＿＿＿，引起的疾病是＿＿＿＿＿＿＿＿。

三、问答题

1. 简述金黄色葡萄球菌的致病物质及其所致疾病。

2. 简述乙型溶血性链球菌的致病物质及其所致疾病。

3. 金黄色葡萄球菌和乙型溶血性链球菌引起的化脓感染有何不同，其原因是什么？

第九章 肠道杆菌

一、选择题

1. 肠出血性大肠杆菌(EHEC)的 O 血清型是(　　)
  A. O_6
  B. O_{25}
  C. O_{157}
  D. O_{III}
  E. O_{158}

2. 肠道杆菌不具有的一种抗原是(　　)
  A. M 抗原
  B. H 抗原
  C. O 抗原
  D. K 抗原
  E. Vi 抗原

3. 肠热症发热一周内，检出伤寒沙门菌最高阳性率的方法是(　　)
  A. 血培养
  B. 尿培养
  C. 便培养
  D. 痰培养
  E. 胆汁培养

4. 初步鉴定肠道致病菌与非肠道致病菌常用的试验是(　　)
  A. IMViC 试验
  B. 甘露醇分解试验
  C. 乳糖发酵试验
  D. 胆汁溶菌试验
  E. 葡萄糖发酵试验

5. 肥达反应的原理是(　　)
  A. 凝集反应，用已知抗体测未知抗原

B. 凝集反应，用已知抗原测未知抗体

C. 间接凝集反应

D. 协同凝集反应

E. 沉淀反应

6. 肥达反应用于检测（　　）

A. 痢疾杆菌

B. 霍乱弧菌

C. 伤寒沙门菌

D. 淋球菌

E. 副溶血性弧菌

7. 肥达反应有诊断价值的抗体效价通常是（　　）

A. O 凝集价≥1∶40，H 凝集价≥1∶40

B. O 凝集价≥1∶80，H 凝集价≥1∶160

C. O 凝集价≥1∶40，H 凝集价≥1∶160

D. O 凝集价≥1∶160，H 凝集价≥1∶80

E. O 凝集价≥1∶80，H 凝集价≥1∶80

8. 肥达反应的原理是（　　）

A. 皮内中和试验

B. 定量凝集试验

C. 皮内迟发超敏反应

D. Ⅰ型超敏反应

E. 体外中和试验

9. 肥达试验可协助诊断的疾病是（　　）

A. 风湿热

B. 猩红热

C. 肠热症

D. 感染性心内膜炎

E. 立克次体病

10. 辅助诊断伤寒、副伤寒可做（　　）

A. 抗 O 试验

B. 外斐氏试验

C. 肥达氏试验

D. 瑞特氏试验

E. VP 试验

11. 感染后粪便呈米泔水样的细菌是（　　）

A. 大肠埃希菌

B. 志贺菌

  C. 变形杆菌

  D. 副溶血性弧菌

  E. 霍乱弧菌

12. 下列关于肠道杆菌的叙述，不正确的是（ ）

  A. 肠道杆菌一般不形成芽孢

  B. 肠道杆菌都为 G^- 杆菌

  C. 肠道杆菌中致病菌一般可分解乳糖

  D. 肠道杆菌中非致病菌一般可分解乳糖

  E. 肠道杆菌中少数致病菌可迟缓分解乳糖

13. 下列关于大肠杆菌的叙述，不正确的是（ ）

  A. 能分解乳糖产酸、产气

  B. 有鞭毛，能运动

  C. 所有大肠杆菌均是致病菌

  D. 在卫生细菌学中有重要意义

  E. 是泌尿道感染的常见病原体

14. 关于伤寒杆菌，下列叙述错误的是（ ）

  A. 有 O、H、Vi 抗原

  B. 主要引起体液免疫

  C. 临床上可出现 2 次菌血症

  D. 超敏反应在肠道的病变中发挥作用

  E. 与多种沙门菌属的细菌有共同抗原

15. 下列关于志贺菌的叙述，错误的是（ ）

  A. 无荚膜

  B. 不形成芽孢

  C. 有鞭毛

  D. 有菌毛

  E. 易出现耐药变异株

16. 患肠热症第 1 周进行细菌分离培养应取的标本是（ ）

  A. 血液

  B. 粪便

  C. 尿液

  D. 胆汁

  E. 呕吐物

17. 既能产生内毒素，又能产生外毒素的细菌是（ ）

  A. 结核杆菌

  B. 白喉杆菌

  C. 霍乱弧菌

    D. 脑膜炎球菌

    E. 痢疾志贺菌

18. 鉴定肠道致病菌的最确切的根据是(　　　)

    A. 菌体的形态

    B. 革兰氏染色反应

    C. 生化反应

    D. 菌落特征

    E. 血清学反应

19. 可产生菌血症的细菌是(　　　)

    A. 志贺菌

    B. 白喉棒状杆菌

    C. 肉毒梭菌

    D. 破伤风梭菌

    E. 伤寒沙门菌

20. 可用于伤寒辅助诊断的是(　　　)

    A. 肥达试验

    B. OT 试验

    C. 锡克试验

    D. 外斐试验

    E. 抗"O"试验

21. 对伤寒患者进行粪便培养的最好时期是(　　　)

    A. 潜伏期末

    B. 发病 1~4 天

    C. 发病 5~10 天

    D. 发病 2~3 周

    E. 发病 4 周之后

22. 伤寒发病第 1 周检查病原体应进行(　　　)

    A. 尿培养

    B. 血培养或骨髓培养

    C. 粪便培养

    D. 脓汁培养

    E. 咽拭子

23. 伤寒发病 2 周微生物学检查分离培养时常采用的标本是(　　　)

    A. 骨髓

    B. 血液

    C. 尿

    D. 便

    E. 十二指肠液

24. 伤寒杆菌 Vi 抗体的检查可用于（   ）

    A. 早期诊断

    B. 判断预后

    C. 检查免疫力

    D. 调查带菌者

    E. 以上都不是

25. 伤寒沙门菌可引起的疾病是（   ）

    A. 肠热症

    B. 尿路感染

    C. 食物中毒

    D. 霍乱

    E. 菌痢

26. 伤寒沙门菌引起（   ）

    A. 流脑

    B. 肠热症

    C. 细菌性痢疾

    D. 风湿热

    E. 波浪热

27. 属于嗜盐性细菌的是（   ）

    A. 霍乱弧菌

    B. 空肠弯曲菌

    C. 绿脓杆菌

    D. 副溶血弧菌

    E. 痢疾杆菌

28. 我国城市水饮用卫生标准是（   ）

    A. 每 1000mL 水中不得超过 3 个大肠菌群

    B. 每 1000mL 水中不得超过 10 个大肠菌群

    C. 每 100mL 水中不得超过 5 个大肠菌群

    D. 每 100mL 水中不得检出大肠菌群

    E. 每 500mL 水中不得超过 3 个大肠菌群

29. 无动力的肠道杆菌是（   ）

    A. 伤寒沙门菌

    B. 志贺菌

    C. 大肠埃希菌

    D. 变形杆菌

    E. 肠炎沙门菌

30. 疑为肠热症的患者常需抽血做细菌学检查，最好的采血样时期是（　　）

    A. 发病第 1 周

    B. 发病第 2 周

    C. 发病第 4 周

    D. 疾病全程

    E. 恢复期

31. 引起肠道疾病的无鞭毛细菌是（　　）

    A. 沙门菌

    B. 霍乱弧菌

    C. 副溶血性弧菌

    D. 痢疾杆菌

    E. 肠产毒性大肠杆菌

32. 有关志贺菌的说法，不正确的是（　　）

    A. 无鞭毛、无菌毛

    B. 主要侵袭部位在大肠

    C. 抵抗力不强，排出体外后容易死亡

    D. 主要通过内毒素致病，破坏肠道黏膜产生炎症

    E. 可用协同凝集试验来检测粪便中的志贺菌

33. 在初步鉴别肠道致病菌和非致病菌上具有重要意义的试验是（　　）

    A. 葡萄糖发酵试验

    B. 乳糖发酵试验

    C. 菊糖发酵试验

    D. 胆汁溶解试验

    E. 吲哚试验

34. 在固体培养基上呈迁徙生长的细菌是（　　）

    A. 大肠埃希菌

    B. 志贺菌

    C. 伤寒沙门菌

    D. 霍乱弧菌

    E. 变形杆菌

35. 志贺菌可引起的疾病是（　　）

    A. 肠热症

    B. 尿路感染

    C. 食物中毒

    D. 霍乱

    E. 菌痢

36. 志贺菌属中，可产生 VEro 毒素的菌种是（　　　）

    A. A 群志贺菌

    B. B 群志贺菌

    C. C 群志贺菌

    D. D 群志贺菌

    E. A 群和 C 群志贺菌

37. IMViC 试验是指（　　　）

    A. 吲哚生成试验、甲基红试验、VP 试验、枸橼酸利用试验

    B. 吲哚生成试验、甲基红试验、VP 试验、抗 O 实验

    C. 甲基红试验、VP 试验、枸橼酸利用试验、外斐氏反应

    D. 外斐氏反应、甲基红试验、VP 试验、枸橼酸利用试验

    E. 甲基红试验、VP 试验、枸橼酸利用试验、OT 试验

二、填空题

1. 肠道杆菌中的多数非致病菌能迅速分解＿＿＿＿＿＿＿，而大多数致病菌与之相反，故此项生化反应可作为肠道致病菌与非致病菌的＿＿＿＿＿＿＿试验。

2. 肠道杆菌的抗原构造主要有＿＿＿＿＿＿＿抗原、＿＿＿＿＿＿＿抗原和荚膜（K）抗原。

3. 大肠埃希菌的某些菌株毒力较强，可直接引起肠道感染，统称为＿＿＿＿＿＿＿大肠埃希菌，包括＿＿＿＿＿＿＿大肠埃希菌、＿＿＿＿＿＿＿大肠埃希菌、＿＿＿＿＿＿＿大肠埃希菌、＿＿＿＿＿＿＿大肠埃希菌、＿＿＿＿＿＿＿大肠埃希菌，5 种类型。

4. 最常见的沙门菌感染是＿＿＿＿＿＿＿。

5. 伤寒杆菌死亡后释放的内毒素可使宿主体温＿＿＿＿＿＿＿，血循环中白细胞数＿＿＿＿＿＿＿。

6. 沙门菌 O 抗原刺激机体产生的抗体主要为＿＿＿＿＿＿＿，H 抗原刺激机体产生的抗体主要是＿＿＿＿＿＿＿。

7. 痢疾志贺菌的致病因素主要是＿＿＿＿＿＿＿、＿＿＿＿＿＿＿、＿＿＿＿＿＿＿。

8. 用于鉴别大肠杆菌和产气杆菌的实验是＿＿＿＿＿＿＿试验，若试验结果为＿＿＿＿＿＿＿，表明被检物已有＿＿＿＿＿＿＿污染。有传播＿＿＿＿＿＿＿传染病的危险性。

9. 大肠杆菌 SS 平板上形成＿＿＿＿＿＿＿菌落，这是因该菌分解＿＿＿＿＿＿＿产酸，使培养基中的＿＿＿＿＿＿＿变色的结果。

三、问答题

试述肥达试验的原理和临床诊断标准。

第十章　弧　菌

一、选择题

1. 不属霍乱弧菌生物学特性的是（　　）

    A. 有两个生物型，均有 O、H 抗原

    B. 无荚膜、芽孢，但有鞭毛

    C. 营养要求不高，需氧，耐碱不耐酸

    D. 致病物质主要是霍乱肠毒素

    E. 革兰氏阳性菌

2. 分离培养霍乱弧菌的常用培养基是（　　）

    A. SS 琼脂平板

    B. 碱性培养基

    C. 血琼脂平板

    D. 亚碲酸钾血琼脂平板

    E. 巧克力（色）平板

3. 副溶血弧菌引起的食物中毒的传播途径是（　　）

    A. 污染用水

    B. 病畜肉

    C. 苍蝇污染的食物

    D. 老鼠污染的食物

    E. 海产品或者盐腌制品

4. 关于霍乱，下列说法错误的是（　　）

    A. 属于烈性消化道传染病

    B. 人类是霍乱弧菌的易感者

    C. 病愈后，少数患者可长期带菌

    D. 病后无免疫力

    E. 接种霍乱灭活疫苗可增强人群的特异性免疫力

5. 关于霍乱弧菌的生物学性状，错误的是（　　）

    A. 碱性蛋白胨水可作为选择增菌培养基

    B. 霍乱弧菌耐碱不耐酸

    C. 在霍乱患者粪便悬滴标本中可见"穿梭运动"现象

    D. El Tor 生物型霍乱弧菌抵抗力强，是因为有芽孢形成

    E. 革兰氏染色阴性

6. 霍乱肠毒素（   ）

    A. 为耐热外毒素

    B. 为不耐热内毒素

    C. B 亚单位与肠上皮细胞受体结合后，协助 A 亚单位进入细胞

    D. A2 肽链活化后，使肠上皮细胞 ATP 转化为 cAMP，促进肠黏膜细胞的分泌
       功能

    E. A1 肽链与 B 亚单位结合，协助 A 亚单位进入细胞

7. 某单位发生了以呕吐、腹泻呈水样便为主要症状的食物中毒，防疫站调查后认
   定为与吃新鲜海米拌凉菜有关，请问致病菌可能是（   ）

    A. 副溶血弧菌

    B. 肠炎杆菌

    C. 鼠伤寒杆菌

    D. 产气荚膜杆菌

    E. 空肠弯曲菌

8. 能在 pH 值为 8.8～9.0 环境中良好生长的细菌是（   ）

    A. 结核杆菌

    B. 霍乱弧菌

    C. 麻风杆菌

    D. 大肠杆菌

    E. 上均不正确

9. 食入未煮熟的海产品后引起的食物中毒，最有可能由（   ）引起。

    A. 葡萄球菌

    B. 沙门氏菌

    C. 肉毒杆菌

    D. 副溶血性弧菌

    E. 产气荚膜杆菌

10. 下列细菌中有菌毛和鞭毛的是（   ）

    A. 葡萄球菌

    B. 脑膜炎球菌

    C. 肺炎球菌

    D. 痢疾杆菌

    E. 霍乱弧菌

11. 一男性患者，43 岁，剧烈腹泻，水样便伴呕吐 1 天。无腹痛，无里急后重。查体，疲倦面容，皮肤、唇舌干燥，眼窝内陷。血压 80/60mmHg。初步诊断应首先进行的检查是（　　）

    A. 粪便常规

    B. 尿常规

    C. 取粪便标本立即进行直接悬滴检查

    D. 取血立即进行直接悬滴检查

    E. 碱性蛋白胨水接种粪便标本

12. 与海产品密切相关的食物中毒病原菌是（　　）

    A. 葡萄球菌

    B. 产气荚膜梭菌

    C. 副溶血性弧菌

    D. 沙门菌

    E. 肉毒梭菌

13. 与慢性胃炎和胃癌有较密切关系的病原菌为（　　）

    A. 炭疽芽孢杆菌

    B. 产气荚膜梭菌

    C. 结核分枝杆菌

    D. 铜绿假单胞菌

    E. 幽门螺杆菌

第十一章　厌氧性细菌

一、选择题

1. 对气性坏疽早期诊断较有价值的微生物学检查方法是（　　）

　　A. 取坏死组织分离培养

　　B. 取坏死组织做"汹涌发酵"试验

　　C. 取坏死组织做动物试验

　　D. 从伤口深部取材直接涂片染色镜检

　　E. 取坏死组织做 NaglEr 试验

2. 关于产气荚膜梭菌的致病性，下列叙述正确的是（　　）

　　A. 可引起严重的创伤感染

　　B. 以组织气肿、水肿、坏死为主要病理表现

　　C. 致病因素为毒素和酶

　　D. 可致食物中毒

　　E. 以上均对

3. 关于 TAT 的特性，下列说法错误的是（　　）

　　A. 中和破伤风痉挛毒素

　　B. 只对游离的痉挛毒素有阻断作用

　　C. 注射前必须先做皮试

　　D. 免疫马而制备的免疫球蛋白

　　E. 破伤风病后可产生大量 TAT

4. 紧急预防和治疗破伤风应选择（　　）

　　A. 注射破伤风类毒素

　　B. 注射破伤风抗毒素

　　C. 注射破伤风杆菌疫苗

　　D. 注射抗生素

　　E. 注射破伤风类毒素＋抗生素

5. 可引起气性坏疽的厌氧菌是（　　）

　　A. 艰难梭菌

B. 破伤风梭菌

C. 产气荚膜梭菌

D. 脆弱类杆菌

E. 肉毒梭菌

6. 目前已知的生物毒素中毒性最强的是（　　）

A. 霍乱肠毒素

B. 白喉外毒素

C. 破伤风痉挛毒素

D. 肉毒毒素

E. 猩红热毒素

7. 能引起食物中毒的厌氧菌是（　　）

A. 艰难梭菌

B. 破伤风梭菌

C. 肉毒梭菌

D. 脆弱类杆菌

E. 双歧杆菌

8. 破伤风的感染条件是（　　）

A. 窄而深的伤口

B. 局部组织供血不足

C. 伴有需氧菌及兼性厌氧菌的感染

D. 上三项均是

E. 都不正确

9. 破伤风抗毒素治疗破伤风的机制是（　　）

A. 中和外毒素

B. 杀伤破伤风杆菌

C. 抑制破伤风杆菌生长

D. 在补体参与下溶解破坏破伤风杆菌

E. 减轻临床症状

10. 破伤风梭菌的致病机制是（　　）

A. 破伤风梭菌通过血流侵入中枢神经系统大量增殖而致病

B. 破伤风梭菌释放内毒素引起休克

C. 破伤风溶血毒素侵入中枢神经系统致病

D. 破伤风痉挛毒素侵入中枢神经系统致病

E. 破伤风梭菌引起败血症

11. 破伤风特异性治疗可使用（　　）

A. 抗生素

B. 破伤风抗毒素

C. 类毒素

D. 细菌素

E. 破伤风菌苗

12. 破伤风治疗中使用抗生素的目的是（　　　）

A. 解除痉挛

B. 杀灭血液中细菌

C. 杀灭病灶中的细菌

D. 中和毒素

E. 以上均不正确

13. 破伤风治疗前做皮试目的是预防（　　　）超敏反应。

A. Ⅰ型

B. Ⅱ型

C. Ⅲ型

D. Ⅳ型

E. 以上均不正确

14. 肉毒毒素的作用部位是（　　　）

A. 心血管系统

B. 感觉器官

C. 外周神经-肌肉接头处

D. 呕吐中枢

E. 血管内皮

15. 肉毒毒素可以（　　　）

A. 引起气性坏疽

B. 引起肌肉强直性收缩

C. 引起肌肉大块坏死

D. 引起肌肉迟缓性麻痹

E. 在细菌存活状态下释放

16. 肉毒梭菌的芽孢特点是（　　　）

A. 椭圆形，位于菌体顶端

B. 椭圆形，位于菌体次极端

C. 正圆形，位于菌体顶端

D. 正圆形，位于菌体次极端

E. 椭圆形，小于菌体

17. 下列不是肉毒梭菌特点的是（　　　）

A. 肉毒毒素是已知毒性最强的物质之一

B. 肉毒毒素作用于胆碱能神经末梢，抑制乙酰胆碱的释放

C. 食入含有肉毒毒素的食物致病

D. 革兰氏染色阳性，形成芽孢，有荚膜

E. 成人肉毒中毒死亡率高

18. 不是无芽孢厌氧菌的感染特征的是（　　）

　　A. 分泌物为血性或暗黑色，有恶臭

　　B. 分泌物涂片可见细菌，普通培养无细菌生长

　　C. 使用氨基糖苷类抗生素长期治疗无效

　　D. 有深部脓肿

　　E. 一般不会出现败血症

19. 血平板上形成双层溶血环的细菌是（　　）

　　A. 葡萄球菌

　　B. 肺炎球菌

　　C. 破伤风杆菌

　　D. 产气荚膜杆菌

　　E. 白喉杆菌

20. 一位患者，伤口窄而深，且有泥土污染，未接种过破伤风类毒素，应首先考虑注射（　　）

　　A. 丙种球蛋白

　　B. 类毒素和抗毒素

　　C. 白百破三联疫苗

　　D. 破伤风类毒素

　　E. TAT 和抗生素

21. 关于厌氧芽孢梭菌的描述，正确的是（　　）

　　A. 致病菌仅见于一个属

　　B. 多数为病原菌，少数为腐生菌

　　C. 内、外毒素同时致病

　　D. 多引起内源性感染

　　E. 繁殖体抵抗力强于其他无芽孢细菌

22. 在人体正常菌群中占有绝对优势的菌是（　　）

　　A. 需氧菌

　　B. 兼性厌氧菌

　　C. 厌氧芽孢菌

　　D. 无芽孢厌氧菌

　　E. 大肠埃希菌

23. 注射 TAT 的目的是（　　）

　　A. 对易感人群进行预防接种

　　B. 对可疑破伤风患者治疗及紧急预防

　　C. 杀灭伤口中繁殖体的破伤风杆菌

    D. 主要用于儿童的预防接种

    E. 做流行病学调查

24. G^+菌、细长杆菌、芽孢位于菌体末端，呈鼓槌状的是（　　　）

    A. 产气荚膜梭菌

    B. 破伤风梭菌

    C. 肉毒梭菌

    D. 炭疽芽孢杆菌

    E. 枯草杆菌

25. NaglEr 的反应原理是产气荚膜梭菌（　　　）

    A. 分解葡萄糖产酸产气

    B. 分解乳糖产酸产气

    C. 分解蛋黄中的卵磷脂

    D. 分解含硫氨基酸产生硫化氢

    E. 液化明胶

二、填空题

1. 破伤风病主要由_____引起，故其特异性防治方法是应用_____和_____。

2. 感染破伤风后应给予注射_____以中和游离的毒素；注射大剂量_____以杀伤繁殖体。

3. 破伤风痉挛毒素的作用部位是_____，作用机制是_____。

4. 破伤风的特异性治疗是应用_____，注射前必须做_____试验。

5. 引起人类致病的梭状芽孢杆菌主要有_____、_____和_____等。

6. 肉毒梭菌主要通过_____感染，引起以_____为主要症状的肉毒中毒。

7. 肉毒梭菌的致病物质是_____。

8. 气性坏疽的主要病原菌是_____。

9. 产气荚膜梭菌在血平板上形成_____溶血环，在牛乳培养基中出现_____现象。

三、问答题

1. 破伤风梭菌是如何致病的？其引起的破伤风症状有哪些？该如何防治？

2. 简述肉毒杆菌的致病机制。

第十二章　放线菌与分枝杆菌

一、选择题

1. 放线菌感染的病变部位可见（　　　）
   A. 异染颗粒
   B. 质粒
   C. 硫黄样颗粒
   D. 内含颗粒
   E. 营养颗粒

2. 放线菌在机体组织中形成的菌落是（　　　）
   A. 硫黄样颗粒
   B. 细菌 L 型
   C. 荷包蛋样菌落
   D. 黑色菌落
   E. 绒毛样菌落

3. 下列关于结合分枝杆菌生物学特性的叙述，错误的是（　　　）
   A. 专性需氧
   B. 抗酸染色呈阳性
   C. 菌落表面粗糙呈菜花状
   D. 耐酸碱
   E. 耐煮沸

4. 结核分枝杆菌所致疾病最常见的是（　　　）
   A. 结核性关节炎
   B. 肺结核
   C. 肠结核
   D. 结核性胸膜炎
   E. 结核性脑膜炎

5. 结核杆菌侵入机体的途径是（　　　）
   A. 呼吸道

    B. 消化道

    C. 破损的皮肤

    D. 泌尿道

    E. 多途径

6. 结核菌素试验阴性表明(　　　)

    A. 机体已感染过结核分枝杆菌

    B. 机体接种卡介苗成功

    C. 机体对结核分枝杆菌有一定免疫力

    D. 机体对结核分枝杆菌有迟发超敏反应

    E. 表明机体对结核分枝杆菌无免疫力

7. 结核菌素试验的原理是(　　　)

    A. 皮内中和试验

    B. 定量凝集试验

    C. 皮内迟发超敏反应

    D. Ⅰ型超敏反应

    E. 体外中和试验

8. 卡介苗的接种对象主要是(　　　)

    A. 结核性脑膜炎患者

    B. 结核菌素试验阳性者

    C. 严重结核病患者，结核菌素试验阴性者

    D. 新生儿和结核菌素试验阴性的儿童

    E. 以上均正确

9. 卡介苗的制备是利用了细菌的(　　　)

    A. 毒力变异

    B. 结构变异

    C. 形态变异

    D. 菌落变异

    E. 耐药性变异

10. 建议接种卡介苗的人群是(　　　)

    A. 结核菌素试验阳性者

    B. HIV 感染者

    C. 新生儿和结核菌素试验阴性的儿童

    D. 肿瘤患者

    E. 免疫功能低下者

11. 卡介苗是(　　　)

    A. 经甲醛处理后的人型结核杆菌

    B. 加热处理后的人型结核杆菌

  C. 发生了抗原变异的牛型结核杆菌

  D. 保持免疫原性，减毒的活的牛型结核杆菌

  E. 保持免疫原性，减毒的活的人型结核杆菌

12. 脓汁中有硫黄样颗粒的病原体是（ ）

  A. 衣原体

  B. 支原体

  C. 放线菌

  D. 立克次体

  E. 螺旋体

13. 人体对结核分枝杆菌的免疫特点是（ ）

  A. 以体液和细胞免疫并重

  B. 以体液免疫为主

  C. 为有菌免疫

  D. 不能通过人工主动免疫获得

  E. 可引起Ⅰ型超敏反应

14. 细胞壁含脂类最多的细菌是（ ）

  A. 结核杆菌

  B. 白喉棒状杆菌

  C. 衣氏放线菌

  D. 霍乱弧菌

  E. 幽门螺杆菌

15. 下列繁殖速度最慢的细菌是（ ）

  A. 大肠埃希菌

  B. 结核分枝杆菌

  C. 肺炎链球菌

  D. 白喉棒状杆菌

  E. 脑膜炎奈瑟菌

16. 适合接种卡介苗的人群是（ ）

  A. 长期低热和咳嗽，疑为肺结核的患儿

  B. OT 试验阴性的低免疫力儿童

  C. OT 试验阳性儿童

  D. OT 试验阴性儿童

  E. 以上均正确

17. 一名未接种过卡介苗的健康中年人，做结核菌素试验为阳性，下列解释不正确的是（ ）

  A. 需要接种卡介苗

  B. 不需要接种卡介苗

    C. 对结核病有免疫力

    D. 细胞免疫功能正常

    E. 感染过结核杆菌

18. 一位 18 岁女学生就诊时主诉：近一个月来咳嗽，痰中时有血丝，消瘦，并感疲乏无力、午后低热、心悸、盗汗、食欲不振，医生高度怀疑为肺结核并对其进行临床检查。其中对痰标本的微生物检查：痰标本集菌涂片后，应选用的方法是（　　）

    A. 革兰氏染色法

    B. 墨汁染色法

    C. 特殊染色法

    D. 抗酸染色法

    E. 镀银染色法

19. 用 BCG 预防的细菌是（　　）

    A. 结核分枝杆菌

    B. 淋病奈瑟菌

    C. 霍乱弧菌

    D. 麻风分枝杆菌

    E. 白喉棒状杆菌

20. 在液体培养基中可形成菌膜生长的细菌是（　　）

    A. 变形杆菌

    B. 布氏杆菌

    C. 肉毒梭菌

    D. 结核杆菌

    E. 产气荚膜杆菌

21. OT 试验用于检查机体对（　　）有否免疫力。

    A. 结核杆菌

    B. 伤寒杆菌

    C. 白喉杆菌

    D. 伤寒杆菌

    E. 百日咳杆菌

二、填空题

1. 诊断放线菌病最简便的方法是在病变部位取脓汁找_____，其压片在显微镜下呈_____状。

2. 对人有致病性的结核分枝杆菌主要有_____和_____。

3. 卡介苗是用_____制备而成的_____疫苗。

4. 结核分枝杆菌侵入机体的途径有_____、_____、_____等。

三、问答题

试述结核菌素试验的原理、结果分析及实际应用。

第十三章　动物源性细菌

一、选择题

1. 布氏杆菌感染时，细菌可反复入血形成(　　　)
    A. 弛张热
    B. 回归热
    C. 波浪热
    D. 稽留热
    E. 不规则热

2. 布氏杆菌感染时，细菌可反复入血形成(　　　)
    A. 菌血症
    B. 败血症
    C. 毒血症
    D. 脓毒血症
    E. 内毒素血症

3. 布氏杆菌引起的疾病是(　　　)
    A. 波浪热
    B. 肠热症
    C. 猩红热
    D. 炭疽
    E. 流行性出血热

4. 感染动物后，引起母畜流产的病原菌是(　　　)
    A. 布氏杆菌
    B. 破伤风梭菌
    C. 产气荚膜梭菌
    D. 鼠疫耶氏菌
    E. 炭疽芽孢杆菌

5. 关于鼠疫杆菌，下列叙述错误的是(　　　)
    A. 鼠是重要的传播媒介

  B. 陈旧培养物中菌体可呈多态性

  C. 可通过鼠蚤传染给人

  D. 临床类型有肺鼠疫、腺鼠疫和败血症鼠疫

  E. 菌体可出现两端浓染

6. 关于炭疽杆菌，下列叙述错误的是（ ）

  A. 为革兰氏阴性大杆菌，可形成芽孢

  B. 有荚膜，其与该菌致病力有关

  C. 是人畜共患病病原体

  D. 临床可致皮肤炭疽、肺炭疽和肠炭疽

  E. 菌体常呈链状排列，形似竹节

7. 引起黑死病的病原微生物是（ ）

  A. 炭疽杆菌

  B. 钩端螺旋体

  C. 逆转录病毒

  D. 鼠疫杆菌

  E. 以上均不正确

8. 可致青霉素串珠试验阳性的细菌是（ ）

  A. 破伤风梭菌

  B. 肉毒梭菌

  C. 产气荚膜杆菌

  D. 炭疽杆菌

  E. 白喉杆菌

9. 鼠疫的主要传播媒介是（ ）

  A. 鼠

  B. 鼠蚤

  C. 鼠虱

  D. 蚊

  E. 蜱

10. 不引起人畜共患病的病原体是（ ）

  A. 布氏杆菌

  B. 白喉棒状杆菌

  C. 鼠疫耶氏菌

  D. 炭疽芽孢杆菌

  E. 钩端螺旋体

11. 归属于自然疫源性传染病的是（ ）

  A. 白喉

  B. 霍乱

C. 结核

D. 细菌性痢疾

E. 鼠疫

12. 不是人畜共患病的病原体是（　　　）

A. 鼠疫杆菌

B. 布氏杆菌

C. 炭疽杆菌

D. 莫氏立克次体

E. 淋球菌

第十四章 其他病原性细菌

一、选择题

1. 白喉棒状杆菌的形态特点有（　　　）

    A. 异染颗粒

    B. 硫黄颗粒

    C. 内基小体

    D. 原体

    E. 始体

2. 百日咳杆菌属于（　　　）

    A. 假单胞菌属

    B. 奈瑟菌属

    C. 鲍特菌属

    D. 分枝杆菌属

    E. 棒状杆菌属

3. 百日咳杆菌由 S 型变异为 R 型是失去了（　　　）

    A. 菌毛

    B. 芽孢

    C. 鞭毛

    D. 荚膜

    E. 微荚膜

4. 对嗜肺军团菌的错误描述是（　　　）

    A. 广泛存在于各种水环境中

    B. 是胞内寄生菌

    C. 临床上主要引起肺部感染

    D. 为专性厌氧菌

    E. 培养时需要较高的营养条件

5. 放线菌菌落特征是（　　　）

    A. 黏液菌落呈金黄色

    B. 可见自溶现象

    C. 圆形，呈蓝绿色

    D. 圆形，呈金黄色

    E. 可见到硫黄样颗粒

6. 关于流感嗜血杆菌不正确的描述是（   ）

    A. 是流感的病原菌

    B. 营养要求较高，需要 V 因子和 X 因子

    C. 可引起各种化脓性感染

    D. 为革兰氏阴性小杆菌，可呈多种形态

    E. 常用巧克力培养基进行培养

7. 关于幽门螺杆菌，不正确的描述是（   ）

    A. 可分解尿素产氨

    B. 与 B 型胃炎、消化道溃疡及胃癌有关

    C. 主要分布于胃部幽门和小肠

    D. 菌体细长弯曲呈螺形

    E. 为革兰氏阴性杆菌，运动活泼

8. 具有明显异染颗粒的细菌是（   ）

    A. 葡萄球菌

    B. 绿脓杆菌

    C. 白喉棒状杆菌

    D. 结核分枝杆菌

    E. 大肠杆菌

9. 绿脓杆菌的特征是（   ）

    A. 专性厌氧

    B. 有周身鞭毛的革兰氏阴性菌

    C. 在液体培养基中形成菌膜，菌液呈蓝绿色

    D. 不引起疾病

    E. 以上均不错误

10. 某幼儿园小班发现一患白喉的小朋友，应对同班小朋友采取的紧急预防措施是（   ）

    A. 注射白喉类毒素

    B. 注射白百破三联疫苗

    C. 注射白喉抗毒素

    D. 注射丙种球蛋白

    E. 注射抗生素

11. 目前预防白喉、百日咳、破伤风主要采用注射（   ）

    A. 类毒素

B. 减毒活疫苗

C. 抗毒素

D. 白百破三联疫苗

E. 以上均错误

12. 白喉棒状杆菌的特点是(　　　)

A. 革兰氏染色阴性

B. 在普通培养基上生长迅速

C. 有异染颗粒

D. 内毒素致病

E. 对磺胺敏感

13. 测定白喉杆菌是否产生毒素可根据其(　　　)

A. 形态染色特点,特别是异染颗粒

B. 吕氏血清斜面上快速生长的特点

C. 亚碲酸钾血平板上菌落的特点

D. 动物试验

E. 锡克试验

14. 关于白喉毒素,下列说法错误的是(　　　)

A. 只有携带 β-棒状杆菌噬菌体的溶原性白喉棒状杆菌才能产生白喉毒素

B. 完整的白喉毒素分子无酶活性

C. A 片段具有酶活性,作用于延伸因子 2,最终使细胞蛋白合成受阻

D. B 片段在具有酶活性的同时,协助 A 片段进入细胞

E. B 片段是诱导机体产生抗毒素的主要部位

15. 下列关于白喉免疫的叙述,错误的是(　　　)

A. 主要为抗毒素中和外毒素的作用

B. 人出生时,可从母体获得免疫力

C. 隐性感染后可无免疫力

D. 接种 DPT 后可获得免疫力

E. 可用锡克试验测定

16. 不是白喉棒状杆菌感染特点的是(　　　)

A. 白喉棒状杆菌是棒状杆菌属中唯一能引起人类白喉的病原菌

B. 白喉的传染源包括白喉患者和带菌者

C. 白喉棒状杆菌侵入鼻咽部黏膜生长繁殖

D. 白喉棒状杆菌在局部繁殖后入血

E. 白喉的早期致死原因是假膜脱落引起的窒息

第十五章　支原体

一、选择题

1. 下列关于肺炎支原体的叙述，错误的是（　　　）

    A. 是原发性非典型性肺炎的病原体

    B. 主要经呼吸道传播

    C. 侵入人体后靠顶端结构吸附于细胞表面

    D. 病理变化以间质性肺炎为主

    E. 首选青霉素治疗

2. 关于支原体的生物学性状，下述错误的是（　　　）

    A. 无细胞壁

    B. 能通过滤菌器

    C. 呈多形性

    D. 有独特生活周期

    E. 细胞膜中胆固醇含量高

3. 能人工培养的最小微生物是（　　　）

    A. 衣原体

    B. 支原体

    C. 放线菌

    D. 立克次体

    E. 螺旋体

4. 能在无生命培养基上生长繁殖的最小的原核细胞型微生物是（　　　）

    A. 细菌

    B. 衣原体

    C. 支原体

    D. 立克次体

    E. 病毒

5. 通过性传播的是（　　　）

    A. 肺炎支原体

B. 脲原体

C. 穿透支原体

D. 巴尔通体

E. 普氏立克次体

6. 引起人类原发性非典型性肺炎(PAP)的病原体是( )

A. 肺炎球菌

B. 肺炎支原体

C. 嗜肺军团菌

D. 流感病毒

E. 溶脲脲原体

7. 支原体可引起( )

A. 腹泻

B. 食物中毒

C. 大叶性肺炎

D. 原发性非典型肺炎

E. 百日咳

8. 支原体没有的结构是( )

A. 细胞壁

B. 细胞膜

C. 拟核

D. 原生质

E. 核蛋白体

9. 支原体与病毒的相同点是( )

A. 能在无生命培养基上生长繁殖

B. 个体微小,能通过滤菌器

C. 细胞膜中含大量胆固醇

D. 对抗生素敏感

E. 有两种核酸

10. 支原体与细菌的不同点是( )

A. 无细胞壁

B. 含有两种核酸

C. 含有核糖体

D. 细胞核无核膜及核仁,仅有核质

E. 能在人工培养基上生长

二、问答题

简述支原体与细菌 L 型的主要区别。

第十六章 立克次体

一、选择题

1. 地方性斑疹伤寒的传播媒介是(　　)
    A. 蜱
    B. 蚊
    C. 鼠蚤
    D. 恙螨
    E. 鼠虱

2. 下列关于立克次体的特点,叙述错误的是(　　)
    A. 大小介于细菌与病毒之间
    B. 在专性细胞内寄生
    C. 以节肢动物为传播媒介
    D. 可引起人畜共患疾病
    E. 对抗生素不敏感

3. 立克次体与细菌的主要区别是(　　)
    A. 有细胞壁和核糖体
    B. 含有 DNA 和 RNA 两种核酸
    C. 以二分裂方式繁殖
    D. 严格的细胞内寄生
    E. 对抗生素敏感

4. 流行性斑疹伤寒的传播媒介是(　　)
    A. 蜱
    B. 虱
    C. 蚊
    D. 蚤
    E. 螨

5. 某患者有丛林接触史,突发高热,用变形杆菌 OX19 与患者血清进行外斐反应,抗体效价为 1∶320,该患者可能的印象诊断是(　　)

A. 风湿热

B. 肠伤寒

C. 森林脑炎

D. 恙虫病

E. 斑疹伤寒

6. 普氏立克次体的传播媒介是( )

A. 人虱

B. 蚊子

C. 老鼠

D. 跳蚤

E. 恙螨

7. 普氏立克次体主要的传播途径是( )

A. 呼吸道

B. 消化道

C. 虱叮咬后入血

D. 蚤叮咬后入血

E. 性接触

8. 普氏立克次体主要引起的疾病是( )

A. 肠伤寒

B. 流行性斑疹伤寒

C. Q热

D. 地方性斑疹伤寒

E. 恙虫病

9. 外斐反应用以辅助诊断( )

A. 立克次体

B. 结核分枝杆菌

C. 螺旋体

D. 变形杆菌

E. 产气荚膜梭菌

10. 属于流行性斑疹伤寒病原体的是( )

A. 恙虫病东方体

B. 贝纳科克斯体

C. 五日热巴尔通体

D. 普氏立克次体

E. 莫氏立克次体

11. 以恙螨作为传播媒介的是( )

A. 恙虫病立克次体

B. 贝纳柯克斯体

C. 五日热巴尔通体

D. 莫氏立克次体

E. 汉塞巴尔通体

12. 由立克次体引起的疾病是（　　　）

A. 梅毒

B. 沙眼

C. 莱姆病

D. 性病淋巴肉芽肿

E. 恙虫病

13. 与立克次体有共同抗原成分的细菌是（　　　）

A. 痢疾志贺菌

B. 大肠埃希菌

C. 绿脓杆菌

D. 变形杆菌

E. 产气杆菌

14. 与立克次体有交叉抗原的细菌是（　　　）

A. 变形杆菌

B. 大肠埃希菌

C. 伤寒沙门菌

D. 志贺菌

E. 布氏杆菌

二、名词解释

外斐试验

第十七章 衣原体

一、选择题

1. 革兰氏染色后镜检衣原体的形态是（　　）
   A. 始体
   B. 原体
   C. 内基小体
   D. 革兰氏阳性圆形体
   E. 革兰氏阴性圆形体

2. 具有特殊发育周期的微生物是（　　）
   A. 支原体
   B. 衣原体
   C. 立克次体
   D. 螺旋体
   E. 脲原体

3. 沙眼的病原体是（　　）
   A. 细菌
   B. 病毒
   C. 真菌
   D. 衣原体
   E. 螺旋体

4. 不属于衣原体引起的疾病是（　　）
   A. 大叶性肺炎
   B. 新生儿肺炎
   C. 沙眼
   D. 性病淋巴肉芽肿
   E. 包涵体性结膜炎

5. 衣原体可引起（　　）
   A. 腹泻

B. 食物中毒

C. 肝炎

D. 沙眼

E. 百日咳

6. 衣原体细胞外的感染型是（　　　）

A. 始体

B. 原体

C. 内基小体

D. 革兰氏阳性圆形体

E. 革兰氏阴性圆形体

7. 衣原体与病毒的不同点是（　　　）

A. 可用鸡胚接种进行培养

B. 可通过细菌滤器

C. 专性细胞内寄生

D. 可在感染细胞中形成包涵体

E. 对抗生素敏感

8. 衣原体与细菌的不同点是（　　　）

A. 含有两种核酸

B. 含有肽聚糖和胞壁酸

C. 以二分裂方式增殖

D. 专性细胞内寄生

E. 对抗生素敏感

9. 衣原体在细胞内的繁殖型是（　　　）

A. 始体

B. 原体

C. 内基小体

D. 革兰氏阳性圆形体

E. 革兰氏阴性圆形体

10. 引起性病淋巴肉芽肿的是（　　　）

A. 沙眼衣原体

B. 兽类衣原体

C. 肺炎衣原体

D. 鹦鹉热衣原体

E. 肺炎支原体

11. 下列有关沙眼衣原体致病性的描述，正确的是（　　　）

A. 沙眼生物变种的 14 个血清型均可引起沙眼

B. 沙眼生物变种 A、B、Ba、C 四个血清型可引起包涵体结膜炎

  C. 沙眼生物变种 A、B、Ba、C 四个血清型可引起泌尿生殖道感染

  D. 性病淋巴肉芽肿生物变种(LGV)可引起性病淋巴肉芽肿

  E. 沙眼生物变种 D－K 血清型可引起沙眼

12. 有关衣原体的描述，不正确的是( )

  A. 沙眼衣原体是专性细胞内寄生，自然宿主是人和小鼠

  B. 沙眼衣原体含有 DNA 和 RNA 两种核酸

  C. 沙眼衣原体包涵体中无糖原存在，而肺炎衣原体包涵体有糖原存在

  D. 沙眼衣原体对氨基糖苷类抗生素(如链霉素)不敏感

  E. 沙眼衣原体主要引起眼结膜炎与泌尿生殖道炎症

13. 有关衣原体发育周期的描述，不正确的是( )

  A. 原体具有感染性

  B. 始体在发育周期中无感染性

  C. 始体较原体大，有致密的核质

  D. 始体在空泡内以二分裂形式繁殖形成子代原体

  E. 衣原体每个发育周期需要 20～40 小时

14. 主要通过玩具、毛巾和洗脸盆传播，引起致育的疾病是( )

  A. 沙眼

  B. 泌尿道感染

  C. 沙眼衣原体肺炎

  D. 成人包涵体结膜炎

  E. 性病淋巴肉芽肿

二、问答题

简述衣原体的发育周期。

第十八章　螺旋体

一、选择题

1. 常用于检查血液和组织中的梅毒螺旋体的染色方法是（　　）
   A. 革兰氏染色法
   B. 抗酸染色法
   C. 墨汁染色法
   D. 镀银染色法
   E. 鞭毛染色法

2. 钩端螺旋体最主要的感染途径是（　　）
   A. 接触患者或病畜
   B. 接触疫水或疫土
   C. 经呼吸道感染
   D. 经消化道感染
   E. 经节肢动物叮咬

3. 钩端螺旋体的主要传染源和宿主是（　　）
   A. 鼠和犬
   B. 猪和犬
   C. 鼠和猪
   D. 牛和马
   E. 羊和牛

4. 关于钩端螺旋体，下列叙述错误的是（　　）
   A. 鼠类和猪是主要传染源
   B. 病后可获得对同型钩端螺旋体较牢固的免疫力
   C. 血中钩端螺旋体消失后，肾内可存留较长时间
   D. 钩端螺旋体有较强的侵袭力，可通过正常或破损的皮肤黏膜侵入机体
   E. 发病一周内可取尿液作为实验室检测的标本

5. 下列关于钩端螺旋体病的描述，错误的是（　　）
   A. 人主要通过接触钩端螺旋体污染的水或土壤而被感染

  B. 钩端螺旋体致病与其产生的内毒素样物质有关

  C. 钩端螺旋体可进入血液引起钩端螺旋体血症

  D. 钩端螺旋体病可累及全身多个脏器

  E. 钩端螺旋体病患者病后可获得以细胞免疫为主的特异性免疫力

6. 关于梅毒，下列叙述错误的是（　　　）

  A. 病原体是螺旋体

  B. 病后可获得终身免疫

  C. 为垂直传播或通过性接触传播

  D. 人是唯一传染源

  E. 治疗不及时易演变成慢性病

7. 下列关于梅毒螺旋体致病性与免疫性的描述，错误的是（　　　）

  A. 人是梅毒的唯一传染源

  B. 梅毒螺旋体可因内毒素和外毒素致病

  C. 一、二期梅毒传染性强，但对机体的破坏性小

  D. 三期梅毒传染性小，但对机体的破坏性大

  E. 梅毒的免疫力为感染性免疫

8. 梅毒患者出现一期临床症状，检查梅毒螺旋体的最适标本是（　　　）

  A. 局部淋巴结抽出液

  B. 梅毒疹渗出液

  C. 下疳渗出液

  D. 动脉瘤组织

  E. 脊髓痨组织

9. 培养钩端螺旋体的最佳温度是（　　　）

  A. 37℃

  B. 35℃

  C. 28℃

  D. 24℃

  E. 20℃

10. 人畜共患的螺旋体病是（　　　）

  A. 钩端螺旋体病

  B. 梅毒

  C. 回归热

  D. 雅司病

  E. 奋森氏咽峡炎

11. 实验室常规检查钩端螺旋体用（　　　）

  A. 激光共聚焦显微镜

  B. 暗视野显微镜

C. 电子显微镜

D. 荧光显微镜

E. 普通光学显微镜

12. 下列观察螺旋体最好的方法是（　　　）

A. 革兰氏染色法

B. 抗酸染色法

C. Giemsa 染色法

D. 暗视野显微镜法

E. 悬滴法

13. 一名耕种水稻的农民，突然出现高热、乏力，伴有腓肠肌疼痛、眼结膜出血以及淋巴结肿大。该患者被诊断为钩端螺旋体病，下列可能导致感染的微生物是（　　　）

A. 霍乱弧菌

B. 钩端螺旋体

C. 梅毒螺旋体

D. 甲型肝炎病毒

E. 伯氏疏螺旋体

14. 以鼠类和猪为主要储存宿主的螺旋体是（　　　）

A. 梅毒螺旋体

B. 钩端螺旋体

C. 伯氏疏螺旋体

D. 雅司螺旋体

E. 回归热疏螺旋体

15. 以下病原体抵抗力最弱的是（　　　）

A. 钩端螺旋体

B. 梅毒螺旋体

C. 普氏立克次体

D. 恙虫病立克次体

E. 真菌

16. 引起梅毒的病原体是（　　　）

A. 细菌

B. 病毒

C. 真菌

D. 螺旋体

E. 支原体

17. 与梅毒螺旋体特征不符合的一项叙述是（　　　）

A. 菌体有致密而规律的螺旋，两端尖直

    B. 用普通染料不易着色

    C. 菌体的螺旋样结构与其动力有关

    D. 用人工培养基不能生长

    E. 抵抗力弱，在 50℃ 条件下加热 5 分钟即死亡

18. 使用 USR 试验和 RPR 试验可检测的螺旋体是（   ）

    A. 梅毒螺旋体

    B. 钩端螺旋体

    C. 伯氏疏螺旋体

    D. 雅司螺旋体

    E. 回归热疏螺旋体

第十九章　病毒总论

一、选择题

1. 病毒的致病因素是（　　）

    A. 内毒素

    B. 外毒素

    C. 侵袭力

    D. 表面结构

    E. 以上均不对

2. 病毒的中和试验是病毒血清学特异性试验，以下描述中不正确的是（　　）

    A. 中和试验是指中和抗体与病毒结合，使病毒失去感染性的一种试验

    B. 中和试验需用活细胞或鸡胚或动物来判断结果

    C. 中和试验是一种特异性较高的试验

    D. 中和抗体在体内维持时间较短

    E. 中和试验是用已知病毒抗原检测中和抗体

3. 病毒的最基本结构为（　　）

    A. 核心

    B. 衣壳

    C. 包膜

    D. 核衣壳

    E. 刺突

4. 病毒感染后不出现明显的临床症状称（　　）

    A. 潜伏感染

    B. 亚临床感染

    C. 慢发病毒感染

    D. 持续性感染

    E. 慢性感染

5. 病毒感染宿主细胞后可出现（　　）

    A. 细胞溶解死亡

B. 细胞融合

C. 细胞转化

D. 包涵体形成

E. 以上均对

6. 被称为病毒"司令部"，主导病毒感染、增殖、遗传和变异的结构是（　　）

A. 核心

B. 衣壳

C. 核衣壳

D. 芽孢

E. 包膜

7. 下列关于病毒在宿主细胞内的复制周期，描述正确的是（　　）

A. 吸附、穿入、脱壳、生物合成、组装、成熟及释放

B. 吸附、脱壳、生物合成、成熟及释放

C. 吸附、结合、穿入、生物合成、成熟及释放

D. 特异性结合、脱壳、复制、组装及释放

E. 结合、复制、组装及释放

8. 不能用照射紫外线制备病毒灭活疫苗的原因是（　　）

A. 此种灭活的疫苗抗原性弱

B. 此种灭活的疫苗容易诱发被接种者癌瘤

C. 紫外线杀伤力弱不能灭活所有的病毒

D. 穿透力弱

E. 此种灭活的疫苗经可见光照射可复活毒株

9. 测量病毒大小的常用单位是（　　）

A. 厘米(cm)

B. 毫米(mm)

C. 微米(μm)

D. 纳米(nm)

E. 匹米(pm)

10. 测量病毒体大小最可靠的方法是（　　）

A. 电镜测量法

B. 光镜测量法

C. X 线衍射法

D. 超速离心法

E. 超滤过法

11. 以下病毒会引起慢发病毒感染的是（　　）

A. HIV 病毒

B. 脊髓灰质炎病毒

C. 乙肝病毒

D. 流感病毒

E. 轮状病毒

12. 下列对病毒包膜叙述错误的是（　　）

    A. 化学成分为蛋白质、脂类及多糖

    B. 表面凸起称为壳粒

    C. 具有病毒种、型特异性抗原

    D. 包膜溶解可使病毒灭活

    E. 可保护病毒

13. 下列对病毒干扰现象叙述错误的是（　　）

    A. 只发生在活病毒之间

    B. 可使感染自然终止

    C. 与干扰素产生有关

    D. 与病毒竞争细胞受体有关

    E. 与缺陷性干扰颗粒有关

14. 下列对病毒体特征叙述错误的是（　　）

    A. 以复制方式增殖

    B. 测量单位是 μm

    C. 只含一种类型核酸

    D. 是专性细胞内寄生物

    E. 对抗生素不敏感

15. 下列对病毒体叙述最正确的是（　　）

    A. 为有感染性的病毒颗粒

    B. 脱壳后仍有感染性的病毒核酸

    C. 为有刺突的包膜病毒颗粒

    D. 为可独立存在于细胞外的病毒颗粒

    E. 为成熟的、完整的、具有感染性的病毒颗粒

16. 感染病毒的细胞在细胞核或细胞质内存在的可着色的斑块状结构称（　　）

    A. 包涵体

    B. 蚀斑

    C. 空斑

    D. 极体

    E. 异染颗粒

17. 干扰素抗病毒的特点是（　　）

    A. 作用于受染细胞后，使细胞产生抗病毒作用

    B. 直接灭活病毒

    C. 阻止病毒体与细胞表面受体特异性结合

  D. 抑制病毒体成熟释放

  E. 增强体液免疫

18. 构成病毒核心的化学成分是（ ）

  A. 磷酸

  B. 蛋白质

  C. 类脂

  D. 肽聚糖

  E. 核酸

19. 下列关于病毒的概念，错误的是（ ）

  A. 病毒在细胞外不能产生能量

  B. 病毒在细胞外不能合成蛋白质

  C. 病毒在细胞外不能合成自身复制所需要的酶

  D. 病毒在细胞外可以产生能量

  E. 包膜病毒需用宿主的细胞膜作为包膜成分

20. 关于病毒的概念，下列叙述正确的是（ ）

  A. 病毒是原核微生物

  B. 病毒的遗传物质是 DNA 和 RNA

  C. 病毒可以独立繁殖

  D. 病毒的释放一定会杀死宿主细胞

  E. 包膜病毒需用宿主的细胞膜作为包膜成分

21. 下列关于病毒核酸的描述，错误的是（ ）

  A. 可控制病毒的遗传和变异

  B. 可决定病毒的感染性

  C. RNA 可携带遗传信息

  D. 每个病毒只有一种类型核酸

  E. 决定病毒包膜所有成分的形成

22. 下列关于病毒与肿瘤发生的关系，组合错误的是（ ）

  A. EB 病毒—鼻咽癌

  B. 汉坦病毒—肺癌

  C. 乙型肝炎病毒—原发性肝癌

  D. 人乳头瘤病毒—子宫颈癌

  E. 人类嗜 T 细胞病毒—白血病

23. 下列关于影响病毒致病作用的因素，错误的是（ ）

  A. 病毒对组织器官的亲嗜性

  B. 病毒对宿主细胞的杀伤作用

  C. 病毒引起的免疫性病理损伤

  D. 机体接受抗生素的剂量与种类

E. 机体对病毒的免疫力

24. 脊髓灰质炎病毒的主要传播途径是（   ）

A. 空气传播

B. 经血传播

C. 虫媒传播

D. 粪口传播

E. 垂直传播

25. 经垂直感染导致畸胎的病毒是（   ）

A. 麻疹病毒

B. 风疹病毒

C. 流感病毒

D. 乙脑病毒

E. 甲肝病毒

26. 可引起慢性感染的病毒是（   ）

A. 流感病毒

B. 乙肝病毒

C. 甲肝病毒

D. 乙脑病毒

E. 麻疹病毒

27. 抗病毒药物不包括（   ）

A. 金刚烷胺

B. 阿昔洛韦

C. 叠氮脱氧胸苷

D. 干扰素

E. 抗生素

28. 抗体对病毒的中和作用主要是（   ）

A. 抑制病毒生物合成

B. 诱导干扰素产生

C. 阻止病毒与靶细胞相互作用

D. 中和病毒毒素

E. 杀伤细胞内的病毒

29. 下列可直接作为 mRNA 翻译蛋白质的病毒核酸类型是（   ）

A. 双股 DNA

B. 双股 RNA

C. 单负股 RNA

D. 单正股 RNA

E. 单股 DNA

30. 控制病毒遗传变异的成分是( )

    A. 质粒

    B. 衣壳

    C. 壳粒

    D. 核酸

    E. 包膜

31. 裸露病毒体的结构是( )

    A. 核酸＋包膜

    B. 核心＋衣壳＋包膜

    C. 核衣壳＋包膜

    D. 核心＋衣壳

    E. 核酸＋蛋白质

32. 下列病毒感染机体不易形成病毒血症的是( )

    A. 轮状病毒

    B. 麻疹病毒

    C. 风疹病毒

    D. 腮腺炎病毒

    E. 脊髓灰质炎病毒

33. 潜伏感染的特点是( )

    A. 潜伏期长达数月至数十年

    B. 症状多为亚急性

    C. 潜伏状态检测不到任何病毒指标

    D. 不侵犯中枢神经系统

    E. 病毒很快被清除

34. 朊粒(或称朊毒体)的化学本质是( )

    A. 核酸和蛋白质

    B. 核酸、蛋白质和多糖

    C. 核酸

    D. 蛋白质

    E. 糖蛋白

35. 下列有关受病毒感染的细胞被杀伤的机制，叙述错误的是( )

    A. 中和抗体直接溶解靶细胞

    B. TC 细胞直接杀伤靶细胞

    C. 在补体参与下溶解靶细胞

    D. 经 T 细胞释放 TNF 杀伤靶细胞

    E. 细胞凋亡

36. 下列由病毒感染的疾病易发生潜伏感染的是（　　）

    A. 乙型脑炎

    B. 乙型肝炎

    C. 流感

    D. 水痘

    E. 脊髓灰质炎

37. 下列病毒的基因组可直接作为 mRNA 的是（　　）

    A. 脊髓灰质炎病毒、柯萨奇病毒、流感病毒

    B. 脊髓灰质炎病毒、柯萨奇病毒、腮腺炎病毒

    C. 脊髓灰质炎病毒、HAV、埃可病毒

    D. 脊髓灰质炎病毒、HBV、轮状病毒

    E. 脊髓灰质炎病毒、麻疹病毒、HAV

38. 下列不适宜于培养动物病毒的方法是（　　）

    A. 鸡胚培养

    B. 人工合成培养基培养

    C. 二倍体细胞培养

    D. 器官培养

    E. 动物培养

39. 下列描述病毒的基本性状中，错误的是（　　）

    A. 专性细胞内寄生

    B. 只含有一种核酸

    C. 体积微小，可通过滤菌器

    D. 结构简单，非细胞型结构

    E. 可在宿主细胞外复制病毒组装成分

40. 下列不是病毒体特征的是（　　）

    A. 非细胞结构

    B. 只含一种类型的核酸

    C. 可在任何活细胞内增殖

    D. 对抗生素不敏感

    E. 对干扰素敏感

41. 下列有关病毒体的叙述，错误的是（　　）

    A. 是完整成熟的病毒颗粒

    B. 具有感染性

    C. 包括核衣壳结构

    D. 包括病毒蛋白质衣壳成分

    E. 具有自主能量代谢系统

42. 下列与病毒蛋白质作用无关的是（　　　）

 A. 保护作用

 B. 吸附作用

 C. 脂溶剂可破坏其敏感性

 D. 组成病毒包膜的主要成分

 E. 免疫原性

43. 关于以"出芽"方式从宿主细胞中释放的病毒，下列表述正确的是（　　　）

 A. 该病毒是溶解细胞病毒

 B. 该病毒编码的蛋白抗原可整合在宿主的细胞膜上

 C. 该病毒的基本结构中含有宿主的脂类物质

 D. 该病毒是有包膜病毒

 E. 该病毒是可形成多核巨细胞的病毒

44. 直接用电镜法可做出早期快速鉴别的病毒是（　　　）

 A. 疱疹病毒

 B. 轮状病毒

 C. 流感病毒

 D. 巨细胞病毒

 E. 腺病毒

45. 下列有关包涵体的描述，错误的是（　　　）

 A. 包涵体的形成一定是特异的

 B. 包涵体的形成对病毒感染的诊断有一定意义

 C. 包涵体的形成不一定是特异的

 D. 有些细菌感染也可引起细胞质出现包涵体

 E. 许多理化因素也可引起细胞质出现包涵体

46. 下列有关病毒标本的采集和运送，不正确的方法是（　　　）

 A. 发病早期或急性期采集标本

 B. 发病晚期采集标本

 C. 标本运送应放在带有冰块的保温箱中

 D. 标本采集后应立即送实验室检查

 E. 运输培养基中应含有抗生素

47. 下列有关病毒感染的描述，正确的是（　　　）

 A. 病毒在人群个体间的相互传播为水平传播

 B. 母亲将病毒传给其子女的感染为垂直传播

 C. 病毒感染细胞造成的免疫病理损伤仅限于Ⅳ型变态反应

 D. 慢发病毒感染就是病毒的慢性感染

 E. 以上均对

48. 与衣壳生物学意义无关的是（　　）

    A. 保护病毒核酸

    B. 介导病毒体吸附易感细胞受体

    C. 构成病毒特异性抗原

    D. 本身具有传染性

    E. 是病毒分类、鉴定的依据

49. γ-IFN 主要来源于（　　）

    A. T 淋巴细胞

    B. 成纤维细胞

    C. 上皮细胞

    D. 嗜碱性粒细胞

    E. 白细胞

二、填空题

1. 病毒体积微小，其测量单位为＿＿＿＿＿，通常必须在＿＿＿＿＿下观察。

2. 病毒的基本结构为＿＿＿＿＿和＿＿＿＿＿，又称为＿＿＿＿＿。

3. 病毒的形态有＿＿＿＿＿、＿＿＿＿＿、＿＿＿＿＿、和＿＿＿＿＿。

4. 某些病毒在核衣壳外有＿＿＿＿＿包绕，其上的凸起结构称为＿＿＿＿＿。

5. 根据病毒衣壳壳粒的数目及排列方式的不同，可分为＿＿＿＿＿、＿＿＿＿＿和＿＿＿＿＿三种对称形式。

6. 病毒的复制过程分为＿＿＿＿＿、＿＿＿＿＿、＿＿＿＿＿、和＿＿＿＿＿五个阶段。

7. 裸露病毒体通过＿＿＿＿＿方式释放，包膜病毒体通过＿＿＿＿＿方式释放。

8. 病毒遗传性变异的物质基础是＿＿＿＿＿或＿＿＿＿＿。

9. 构成病毒的基本化学物质为＿＿＿＿＿和＿＿＿＿＿。

10. 病毒的核心为＿＿＿＿＿，构成病毒的＿＿＿＿＿，为病毒的增殖、遗传和变异等功能提供＿＿＿＿＿。

11. 病毒在宿主间可通过＿＿＿＿＿、＿＿＿＿＿两种途径传播。

12. 病毒感染机体最常见的侵入途径是＿＿＿＿＿、＿＿＿＿＿和＿＿＿＿＿的黏膜。

13. 分离培养病毒的方法有＿＿＿＿＿、＿＿＿＿＿和＿＿＿＿＿。

三、名词解释

1. 病毒的干扰现象

2. 顿挫感染

3. 缺陷病毒

4. 隐性感染

5. 持续性感染

6. 潜伏感染

7. 慢性感染

8. 慢发病毒感染

四、问答题

1. 试述病毒的结构、化学组成及其功能。

2. 病毒复制周期指的是什么？认识病毒复制周期有何意义？

3. 慢性感染与慢发病毒感染有何不同？

4. 病毒感染后可使细胞发生哪些变化？

5. 简述减毒活疫苗和灭活疫苗的主要区别。

第二十章 呼吸道病毒

一、选择题

1. 麻疹疫苗的接种对象为( )
   A. 新生儿
   B. 二月龄婴儿
   C. 四月龄婴儿
   D. 六月龄婴儿
   E. 八月龄婴儿

2. 发生流感大流行最主要的原因是( )
   A. 病毒抗原结构复杂
   B. 抗原性漂移
   C. 抗原性转变
   D. 病毒型别较多
   E. NP 抗原易发生改变

3. 分离鉴定流感病毒最常用的方法是( )
   A. 小鼠接种
   B. 兔接种
   C. 鸡胚接种
   D. 细胞培养
   E. 组织器官接种

4. 核酸类型为 DNA 的病毒是( )
   A. 流感病毒
   B. 副流感病毒
   C. 呼吸道合胞病毒
   D. 腺病毒
   E. 麻疹病毒

5. 甲型流感病毒分亚型的依据是( )
   A. 核蛋白

B. 血凝素

C. 神经氨酸酶

D. 血凝素和神经氨酸酶

E. RNA 多聚酶

6. 抗流感病毒感染的主要免疫物质是（　　　）

A. 干扰素

B. 细胞免疫

C. 黏膜局部神经氨酸酶抗体

D. 黏膜局部血凝素抗体

E. 血清中血凝素抗体

7. 抗原只有一个型别的病毒是（　　　）

A. 流感病毒

B. 副流感病毒

C. 腺病毒

D. 腮腺炎病毒

E. 鼻病毒

8. 可引起全身感染的呼吸道病毒是（　　　）

A. 流感病毒

B. 麻疹病毒

C. 鼻病毒

D. 冠状病毒

E. 呼吸道合胞病毒

9. 流感病毒的分型依据是（　　　）

A. 所致疾病的临床特征

B. RNA 多聚酶抗原

C. 核蛋白和基质蛋白

D. 血凝素（HA）

E. 神经氨酸酶（NA）

10. 引起流行性感冒的病原体是（　　　）

A. 流感嗜血杆菌

B. 流感病毒

C. 副流感病毒

D. 呼吸道合胞病毒

E. 鼻病毒

11. 流行性腮腺炎的常见并发症是（　　　）

A. 脑膜炎

B. 肺炎

C. 肝炎

D. 肾炎

E. 睾丸炎或卵巢炎

12. 最易变异的病毒是（　　）

    A. 甲型流感病毒

    B. 乙型流感病毒

    C. 风疹病毒

    D. 腺病毒

    E. 冠状病毒

13. 普通感冒的最常见病原体是（　　）

    A. 流感病毒

    B. 麻疹病毒

    C. 腺病毒

    D. 风疹病毒

    E. 鼻病毒

14. 禁接种风疹减毒活疫苗的人群是（　　）

    A. 育龄期女青年

    B. 婚前女青年（结婚登记时）

    C. 注射过抗风疹人血清免疫球蛋白的非孕妇

    D. 妊娠期妇女

    E. 1 岁以上少年儿童

15. 下列对麻疹的描述中，错误的一项是（　　）

A. 麻疹病毒包膜上有 H 和 F 刺突，但无 N 刺突（无神经氨酸酶活性）

B. 麻疹患者会经历两次病毒血症，经历第一次病毒血症时，体表不出现红色斑丘疹

C. 麻疹是急性传染病，但极少数患儿于病愈 2～17 年后可出现慢发感染患 SSPE

D. 儿童接种麻疹减毒活疫苗后，可获得终身免疫，隔 6～7 年不必再次接种加强免疫

E. 患者感染麻疹后，可获得牢固的终生免疫

16. 下列对腮腺炎的描述中，错误的一项是（　　）

A. 经被腮腺炎患者唾液污染的食具或玩具也能传播腮腺炎病毒

B. 引起一侧或双侧腮腺肿大，一般 3～4 周自愈

C. 约 20％男性患儿合并睾丸炎，可导致男性不育症

D. 约 5％女性患儿合并卵巢炎，可导致女性不孕症

E. 可并发脑膜炎和耳聋，是儿童患后天获得性耳聋的常见病因

17. 下列关于流感病毒及其致病性的描述，不正确的是（　　）

A. 甲型流感病毒易发生抗原转换，而使人群对新病毒株缺乏免疫力

B. 丙型流感病毒不发生变异，抗原性稳定

C. 流感病毒不能进行组织细胞培养，因此只能依靠血清学试验进行病原学诊断

D. 流感病毒通过空气飞沫传播，主要引起呼吸道感染

E. 甲型流感较乙型及丙型流感病情严重，且易发生流行或大流行

18. 先天性风疹综合征即胎儿或新生儿患先天性白内障（失明）、心脏病、耳聋等，是因为孕妇（　　）

A. 在孕期1～5个月患风疹

B. 在孕期6～7个月患风疹

C. 在孕期8～9个月患风疹

D. 分娩时患风疹

E. 缺乏血清特异性风疹抗体

19. 亚急性硬化性全脑炎（SSPE）是一种由（　　）

A. 脊髓灰质炎病毒引起的亚急性感染

B. 麻疹病毒引起的持续感染

C. 疱疹病毒引起的潜伏感染

D. 流行性乙型脑炎病毒引起的急性感染

E. 狂犬病毒引起的慢性感染

20. 孕妇感染后可引起胎儿先天性畸形的病毒是（　　）

A. 流感病毒

B. 鼻病毒

C. 麻疹病毒

D. 冠状病毒

E. 风疹病毒

21. 造成流感世界性大流行的主要原因是（　　）

A. 流感病毒型别多，毒力强

B. 流感病毒抗原性弱，免疫力不强

C. 乙型流感病毒易发生基因重组

D. 甲型流感病毒易形成新的亚型

E. HA和NA易发生点突变

22. 最易发生变异的病毒是（　　）

A. 流感病毒

B. 麻疹病毒

C. 呼吸道合胞病毒

D. 脊髓灰质炎病毒

E. 腮腺炎病毒

二、填空题

1. 流感病毒包膜上的刺突由_____和_____组成。

2. 流感病毒吸附易感细胞的结构是_____，复制成熟的流感病毒从细胞膜上的释放依赖_____的水解作用。

3. 奥司他韦能抑制流感病毒的_____，从而阻止子代病毒从宿主细胞膜上的_____。

4. 流感病毒根据_____抗原和_____抗原的不同，可分为_____、_____、_____三型。

5. 可引起病毒血症的呼吸道病毒有_____、_____和_____。

6. 呼吸道病毒中可以通过垂直传播造成胎儿先天性畸形的病毒是_____，可以引起 SSPE 的病毒是_____。

7. 腮腺炎病毒除引起患者双侧或单侧腮腺肿大外，25％的男性患者易并发_____，5％女性患者易并发_____。

8. 风疹病毒是_____的病原体，怀孕 4 个月内的妇女如受感染，病毒可通过_____胎盘感染胎儿，引起_____。预防的主要对象是_____。

三、名词解释

1. 抗原漂移

2. 抗原转变

四、问答题

1. 甲型流感病毒为何容易引起大流行？

2. 简述流感病毒的抗原构造。

第二十一章　肠道病毒

一、选择题

1. 不属于肠道病毒的共同特征的是（　　）

    A. 属于小 RNA 病毒科

    B. 可引起肠道外症状，如脑膜炎等

    C. 病毒在肠道内增殖并从粪便排出

    D. 病毒基因组 RNA 不具有传染性

    E. 为二十面体立体对称的无包膜球形颗粒

2. 不属于脊髓灰质炎病毒免疫特点的是（　　）

    A. 免疫原性稳定，感染后机体免疫力牢固

    B. 肠道局部 SIgA 可阻止野毒株的入侵

    C. 血清 IgG 可阻止病毒入侵中枢神经系统

    D. 只有显性感染才能获得免疫力

    E. SIgA 可通过初乳传递给新生儿

3. 肠道病毒的核酸类型是（　　）

    A. ssDNA

    B. DsDNA

    C. DsRNA

    D. ss（＋）RNA

    E. ss（－）RNA

4. 关于脊髓灰质炎减毒活疫苗，错误的概念是（　　）

    A. 疫苗株不耐热，储存和运输中必须冷藏，口服接种应以凉开水送服

    B. 脊髓灰质炎病毒分 3 个血清型，接种 I 型疫苗可预防所有 3 个血清型脊髓灰质炎

    C. 冬季肠道疾病较少，对疫苗的干扰作用小，故适于冬季接种

    D. 接种疫苗后通过自然途径感染机体，因此可产生局部分泌型 IgA 和血清 IgG 抗体

    E. 疫苗株有恢复突变为野毒株的可能

5. 核酸类型为双股 RNA 病毒的为（　　　）

　　A. 轮状病毒

　　B. 腺病毒

　　C. 柯萨奇病毒

　　D. 脊髓灰质炎病毒

　　E. 埃可病毒

6. 急性出血性结膜炎的病原体是（　　　）

　　A. 肠道病毒 70 型

　　B. 埃可病毒

　　C. 腺病毒

　　D. 肠道病毒 69 型

　　E. 柯萨奇病毒

7. 脊髓灰质炎病毒的感染方式是（　　　）

　　A. 经媒介昆虫叮咬

　　B. 经口食入

　　C. 经呼吸道吸入

　　D. 经血液输入

　　E. 经皮肤接触

8. 脊髓灰质炎病毒的致病特点不包括（　　　）

　　A. 传播方式主要是粪-口途径

　　B. 可形成两次病毒血症

　　C. 多表现为隐性感染

　　D. 易侵入中枢神经系统造成肢体痉挛性瘫痪

　　E. 易感者多为 5 岁以下幼儿

9. 脊髓灰质炎病毒多引起（　　　）

　　A. 隐性或轻症感染

　　B. 瘫痪型感染

　　C. 延髓麻痹型感染

　　D. 慢性感染

　　E. 迁延性感染

10. 脊髓灰质炎病毒排出体外主要通过（　　　）

　　A. 鼻分泌物

　　B. 眼分泌物

　　C. 粪便

　　D. 小便

　　E. 飞沫

11. 脊髓灰质炎病毒侵入人体主要通过（　　　）

    A. 呼吸道传播

    B. 血液传播

    C. 皮肤感染

    D. 神经传播

    E. 消化道传播

12. 脊髓灰质炎患者的传染性排泄物主要是（　　　）

    A. 鼻咽分泌物

    B. 血液

    C. 粪

    D. 尿

    E. 唾液

13. 脊髓灰质炎患者多见于（　　　）

    A. 儿童

    B. 青壮年

    C. 孕妇

    D. 农民

    E. 制革工人

14. 轮状病毒的特点是（　　　）

    A. 属小 RNA 病毒科

    B. 核酸类型为单股正链 RNA

    C. 具有双层衣壳

    D. 有 100 余种血清型

    E. 除引起腹泻外，还可引起呼吸道感染

15. 能耐受脂溶剂的病毒为（　　　）

    A. 流感、副流感病毒

    B. 风疹病毒

    C. 脊髓灰质炎病毒

    D. 呼吸道合胞病毒

    E. 麻疹病毒

16. 不属于肠道病毒的是（　　　）

    A. 脊髓灰质炎病毒

    B. 柯萨奇病毒

    C. 埃可病毒

    D. EB 病毒

    E. 轮状病毒

17. 通过粪-口途径传播的病毒是（　　　）

    A. 脊髓灰质炎病毒、甲型肝炎病毒、ECHO 病毒、柯萨奇病毒

    B. 腺病毒、流感病毒、脊髓灰质炎病毒、ECHO 病毒

    C. 柯萨奇病毒、甲型肝炎病毒、麻疹病毒、EB 病毒

    D. 冠状病毒、腮腺炎病毒、ECHO 病毒、柯萨奇病毒

    E. EB 病毒、ECHO 病毒、脊髓灰质炎病毒、柯萨奇病毒

18. 主要经粪-口途径传播的疾病是（　　　）

    A. 脊髓灰质炎病毒

    B. 登革热病毒

    C. 黄热病病毒

    D. 乙脑病毒

    E. 乙型肝炎病毒

19. 小儿麻痹糖丸用于预防（　　　）

    A. 麻疹病毒

    B. 腮腺炎病毒

    C. 风疹病毒

    D. 脊髓灰质炎病毒

    E. 流感病毒

20. 引起小儿麻痹症的病原体是（　　　）

    A. 流感病毒

    B. 脊髓灰质炎病毒

    C. 麻疹病毒

    D. 人类免疫缺陷病毒

    E. 风疹病毒

21. 属于肠道病毒的是（　　　）

    A. 脊髓灰质炎病毒、柯萨奇病毒

    B. 埃可病毒、单纯疱疹病毒

    C. 柯萨奇病毒、EB 病毒

    D. 脊髓灰质炎病毒、巨细胞病毒

    E. 埃可病毒、巨细胞病毒

22. 引起婴幼儿急性胃肠炎的主要病原体是（　　　）

    A. 新型肠道病毒

    B. 志贺菌

    C. Norwalk 病毒

    D. 轮状病毒

    E. 大肠埃希菌

23. 婴幼儿腹泻最常见的病原体是( )
    A. 柯萨奇病毒
    B. 埃可病毒
    C. 轮状病毒
    D. 腺病毒
    E. 呼肠病毒

24. 最常引起儿童疱疹性咽峡炎的是( )
    A. 新型肠道病毒
    B. 埃可病毒
    C. 柯萨奇病毒 A 组
    D. 单纯疱疹病毒
    E. 柯萨奇病毒 B 组

二、填空题

1. 引起婴幼儿急性腹泻、因腹泻死亡的主要病原体是_____。

2. 脊髓灰质炎病毒可损害_____细胞，引起患者弛缓性麻痹，此病以_____感染为主。

三、问答题

肠道病毒可引起哪些疾病？

第二十二章　肝炎病毒

一、选择题

1. 不必接受 HBsAb 被动免疫的人是（　　）

    A. 母亲为 HBsAg 阳性的新生儿

    B. 输入了 HBsAg 阳性血液者

    C. 体表破损处沾染了 HBsAg 阳性血清者

    D. 无症状的 HBsAg 携带者

    E. 接受了 HBsAg 阳性的器官移植者

2. 不符合血清 HBsAg（＋）、HbeAg（＋）和抗－HBc（＋）的解释是（　　）

    A. 急性乙型肝炎

    B. 慢性乙型肝炎

    C. 乙型肝炎恢复期

    D. 无症状抗原携带者

    E. 血清有强传染性

3. 不属于甲型肝炎病毒生物学性状的一项是（　　）

    A. 病毒的核酸为单股正链 RNA，约含 $7.4×10^3$ 核苷酸碱基

    B. 基因组编码病毒衣壳蛋白，含 VP1、VP2、VP3，无或可能存在小分子量的 VP4 多肽

    C. HAV 可在原代肝细胞内增殖培养，并引起细胞病变效应（CPE）

    D. HAV 在进行组织细胞培养时，增殖一代需 3 周以上，且很少释放到细胞外

    E. HAV 比肠道病毒更耐热，60℃1 小时不被灭活

4. 对乙肝病毒表面抗原叙述错误的是（　　）

    A. 三种 HBV 颗粒均含有 HBsAg

    B. HBsAg 含有四种亚型

    C. 检出 HBsAg 表示患乙型肝炎

    D. 检出抗－HBs 表示已获免疫力

    E. HBsAg 滴度高，HBeAg 检出率也高

5. 对乙型肝炎病毒感染具有保护作用的是（   ）

    A. Dane 颗粒抗体

    B. HBcAb

    C. HBsAb

    D. DNA 多聚酶

    E. e 抗原

6. 对 HBcAg 叙述错误的是（   ）

    A. 存在于 Dane 颗粒的内部

    B. 具有较强抗原性

    C. 不易在血循环中检出

    D. 相应抗体具有保护作用

    E. 可在感染肝细胞膜上表达

7. 肝炎病毒中，主要由粪-口途径传播的是（   ）

    A. HAV

    B. HEV

    C. HBV

    D. HCV

    E. HAV ＋ HEV

8. 关于抗-HBc IgM，下列叙述正确的是（   ）

    A. 由 HBV 的表面抗原刺激产生

    B. 阳性具有早期诊断价值

    C. 有抗 HBV 感染作用

    D. 在血清中可长期存在

    E. 阳性表示疾病开始恢复

9. 关于 HAV，下列叙述错误的是（   ）

    A. 是单股正链 RNA 病毒

    B. 能在体外细胞中培养

    C. 特异性预防可接种疫苗

    D. 抵抗力弱，对脂溶剂敏感

    E. 隐性感染少见

10. 下列关于 HBV 抗原-抗体检测的叙述，错误的是（   ）

    A. 用于乙型肝炎的诊断

    B. 用于筛选合格的献血者

    C. 选择治疗用药的参考

    D. 判断乙型肝炎的预后

    E. 调查人群的免疫水平

11. 下列关于 HAV 的叙述，错误的（　　　）

    A. 传染源主要是患者

    B. 主要通过粪-口途径感染

    C. 有三种抗原-抗体系统

    D. 与微小 RNA 病毒相似

    E. 100℃加热 5 分钟及甲醛或氯处理均可使其灭活

12. 甲型肝炎病毒的主要传播途径是（　　　）

    A. 呼吸道传播

    B. 消化道传播

    C. 血液接触

    D. 蚊虫叮咬

    E. 性接触

13. 甲型肝炎病毒属于（　　　）

    A. 嗜肝 DNA 病毒属

    B. 嗜肝 RNA 病毒属

    C. 肠道病毒属 72 型

    D. 嵌杯病毒科

    E. 黄病毒科

14. 接种乙型肝炎病毒疫苗后，获得免疫力的指标是（　　　）

    A. HBcAg 阳性

    B. HBsAg 阳性

    C. HBeAg 阳性

    D. 抗-HBe 阳性

    E. 抗-HBs 阳性

15. 经粪-口途径传播的病毒是（　　　）

    A. 甲型肝炎病毒

    B. 流感病毒

    C. 乙脑病毒

    D. HIV

    E. 以上全不对

16. 具有高度传染性的 HBV 感染者，血液中可检测到（　　　）

    A. HBsAg、HBcAg、HbeAg

    B. HBsAg、抗-HBe、抗-HBc

    C. HBsAg、抗-HBs、HbeAg

    D. 抗-HBe、抗-HBs、抗-HBc

    E. HBsAg、抗-HBc、HBeAg

17. 乙型肝炎病毒的传播途径有（　　　）

    A. 分娩和哺乳

    B. 共用牙刷、剃须刀等

    C. 输血、血浆及血液制品

    D. 性接触

    E. 以上均可

18. 可传播 HBV、HCV 和 HDV 的主要物质是（　　　）

    A. 粪便

    B. 血液

    C. 鼻咽拭子

    D. 脑脊液

    E. 尿

19. 可抵抗 HBV 感染的抗体是（　　　）

    A. 抗 - HBs IgA

    B. 抗 - HBs IgG

    C. 抗 - HBe IgA

    D. 抗 - HBc IgM

    E. 抗 - HBc IgG

20. 可用丙种球蛋白和胎盘蛋白紧急预防（　　　）

    A. HAV

    B. HBV

    C. HCV

    D. HDV

    E. HEV

21. 可致慢性肝炎或肝硬化的病毒为（　　　）

    A. HAV、HBV 和 HCV

    B. HBV、HCV 和 HDV

    C. HCV、HDV 和 HEV

    D. HDV、HEV 和 HAV

    E. HEV、HAV 和 HBV

22. 某患者，有输血史，近日体检发现血液 HCV - RNA（＋）和抗 - HCV IgM（＋），最积极有效的处置方法是（　　　）

    A. 卧床休息

    B. 注射抗生素

    C. 注射丙种球蛋白

    D. 注射干扰素

    E. 接种疫苗

23. 目前最常引起输血后肝炎的是（　　　）

　　A. HAV

　　B. HBV

　　C. HCV

　　D. HDV

　　E. HEV

24. 属于缺陷病毒的是（　　　）

　　A. HAV

　　B. HBV

　　C. HCV

　　D. HDV

　　E. HEV

25. 属于 DNA 病毒的是（　　　）

　　A. HAV

　　B. HBV

　　C. HCV

　　D. HDV

　　E. HEV

26. 下列不属于甲型肝炎特征的一项为（　　　）

　　A. 甲肝病毒随患者粪便排出体外，可污染水源、食物、海产品（毛蚶等）、食具等，而引起甲型肝炎的暴发、流行及散发

　　B. HAV 主要经粪-口途径传播

　　C. 甲肝的潜伏期为 15～50 天，在血清 ALT 升高后 5～6 天开始从患者粪便中排病毒

　　D. HAV 在患者肝组织复制高峰时，肝脏病变并不最严重；或者说患者黄疸最重时，不是 HAV 复制的高峰之时

　　E. 甲肝患者发病 2 周后，其血清抗-HAV IgG 阳转，此时患者基本停止从粪便排病毒

27. 下列能够引起病毒性肝炎，且肝炎易发展为慢性病并占输血后肝炎第一位的病毒是（　　　）

　　A. 甲型肝炎病毒

　　B. 乙型肝炎病毒

　　C. 丙型肝炎病毒

　　D. 巨细胞病毒

　　E. 黄热病病毒

28. 下列物质不能在血液中查到的是（　　　）

　　A. Dane 颗粒

B. HbcAg

C. HBeAg

D. 小球形颗粒

E. 管形颗粒

29. 下列物质中，具有感染性的是（　　　）

A. 管形颗粒

B. 小球形颗粒

C. Dane 颗粒

D. HbeAg

E. HBcAg

30. 血液中不易查到的 HBV 抗原是（　　　）

A. HBsAg

B. HBcAg

C. HBeAg

D. pre－S1

E. pre－S2

31. 一男性静脉吸毒者，10 年前检查 HBsAg(＋)，近日突发重症肝炎，并于 10 日内死亡。该患者可能是合并了哪种病毒感染（　　　）

A. HAV

B. HCV

C. HDV

D. HEV

E. CMV

32. 乙肝病毒基因组含有 S、C、P 和 X 区 4 个开放性读码框架，其中最易发生变异的是（　　　）

A. X 区

B. P 区

C. S 区的 PreS 基因

D. C 区的 C 基因

E. C 区的 PreC 基因

33. 乙型肝炎病毒的核酸类型是（　　　）

A. 单股 RNA

B. 双股 RNA

C. 双股线状 DNA

D. 双股环状 DNA

E. 单股 DNA

34. 乙型肝炎诊断最常采取的材料是（　　）

    A. 粪便

    B. 咽洗液

    C. 血液

    D. 痰

    E. 唾液

35. 孕妇感染后病死率高的病毒是（　　）

    A. HAV

    B. HBV

    C. HCV

    D. HDV

    E. HEV

36. 作为乙型肝炎病毒携带者，在血清中检出的最重要的指标是（　　）

    A. HBcAg

    B. HBsAg

    C. HBeAg

    D. 抗 - HBe

    E. 抗 - HBs

37. Dane 颗粒是（　　）

    A. 甲型肝炎病毒体

    B. 乙型肝炎病毒体

    C. 流感病毒体

    D. EB 病毒体

    E. 脊髓灰质炎病毒体

38. Dane 颗粒是哪种病毒的完整颗粒（　　）

    A. HAV

    B. HBV

    C. HCV

    D. HDV

    E. HEV

39. Dane 颗粒是指（　　）

    A. HAV 颗粒

    B. 完整的 HBV 颗粒

    C. HBV 球形颗粒

    D. HBV 管形颗粒

    E. 狂犬病病毒包涵体

40. HAV 的主要传播途径是(　　　)

    A. 输血

    B. 母婴传播

    C. 共用注射器

    D. 媒介昆虫

    E. 粪-口

41. HBsAg(＋)、HBeAg(＋)，说明此患者(　　　)

    A. 获得了免疫力

    B. 无传染性

    C. 乙型肝炎恢复期

    D. 病情较稳定

    E. 具有传染性

42. HBV 感染的主要标志是(　　　)

    A. HBsAg 阳性

    B. 抗-HBs 阳性

    C. HBeAg 阳性

    D. HBcAg 阳性

    E. 抗-HBe 阳性

43. 感染 HBV 或接种乙肝疫苗均可检测到的是(　　　)

    A. HBsAg

    B. 抗-HBs

    C. HBeAg

    D. HBcAg

    E. 抗-HBe

44. HBV 最主要的传播途径是(　　　)

    A. 垂直传播

    B. 消化道

    C. 输血和注射

    D. 节肢动物叮咬

    E. 直接接触

45. HEV 的传播和流行主要是通过(　　　)

    A. 血液和血制品

    B. 性接触

    C. 日常生活接触

    D. 被粪便污染的水源或食物

    E. 垂直传播

二、填空题

1. 目前肝炎病毒有＿＿＿＿＿＿＿、＿＿＿＿＿＿＿、＿＿＿＿＿＿＿、＿＿＿＿＿＿＿、

_____和_____。

2. 肝炎病毒中，由消化道传播的有_____和_____；由血液传播的有_____、_____和_____。

3. 感染后可获得牢固免疫力的肝炎病毒是_____；最易发生变异而转为慢性感染的肝炎病毒是_____。

4. HBV 感染者的血清用电镜观察可看到_____、_____和_____。其中具有感染性的完整 HBV 是_____颗粒。

5. HBV 的抗原主要有_____、_____和_____。抗 HBV 感染的中和抗体是针对_____的抗体。

6. 为防止发生输血后肝炎，筛选献血者时应检测_____、_____、_____和_____。

7. HBV 对外界环境的抵抗力_____，70％乙醇_____灭活 HBV。常用于肝炎患者的病房、医护人员手消毒的化学消毒剂是_____。

8. 乙型肝炎最重要的传染源是_____，其传播途径除血液外，也可经_____、_____和_____传播。

9. "大三阳"是指_____、_____和_____阳性。

10. "小三阳"是指_____、_____和_____阳性。

11. 诊断乙肝患者的血清学指标为_____阳性、_____阳性和_____阳性。

12. HAV 主要通过_____传播，传染源多为_____。HAV 随患者_____排出体外，通过污染_____、_____和_____而造成流行。

三、问答题

1. 乙肝"两对半"是指哪些，请分别写出其英文缩写和中文名称？

2. 乙肝"大三阳"和"小三阳"分别指的是什么指标阳性？

3. 检测乙肝"两对半"有哪些用途？

第二十三章　虫媒病毒与出血热病毒

一、选择题

1. 登革病毒的传播媒介是(　　　)

    A. 蚊

    B. 蜱

    C. 虱

    D. 蚤

    E. 螨

2. 下列关于乙型脑炎病毒的叙述，错误的是(　　　)

    A. 蚊是传播媒介

    B. 猪是扩增宿主

    C. 多为隐性感染

    D. 为 DNA 病毒

    E. 病毒外层有包膜

3. 下列关于以节肢动物为媒介的组合，错误的是(　　　)

    A. 乙型脑炎病毒，登革病毒

    B. 乙型脑炎病毒，麻疹病毒

    C. 登革病毒，斑疹伤寒立克次体

    D. 登革病毒，恙虫病立克次体

    E. 乙型脑炎病毒，Q 热柯克斯体

4. 流行性乙型脑炎的传播媒介是(　　　)

    A. 人虱

    B. 鼠蚤

    C. 恙螨

    D. 蜱

    E. 蚊

5. 出血热病毒的主要中间宿主是(　　　)

    A. 家禽

B. 幼猪

C. 鼠类

D. 鸟类

E. 恙螨

6. 关于出血热病毒的特性，下列叙述错误的是（　　　）

A. 为有包膜的 DNA 病毒

B. 黑线姬鼠为主要传染源

C. 经呼吸道和消化道传播

D. 患病后可获得牢固的免疫力

E. 可使用灭活疫苗进行预防

第二十四章　疱疹病毒

一、选择题

1. HSV-1 的潜伏部位是( )
   A. 三叉神经节
   B. 脊髓后根神经节
   C. 颈上神经节
   D. 脑神经的感觉神经节
   E. 骶神经节

2. HSV-2 主要潜伏于( )
   A. 骶神经节
   B. 三叉神经节
   C. 颈上神经节
   D. 局部淋巴结
   E. 肾

3. 单纯疱疹病毒 1 型可引起( )
   A. 唇疱疹
   B. 生殖器疱疹
   C. Burkitt 淋巴瘤
   D. 水痘
   E. 巨细胞包涵体病

4. 单纯疱疹病毒 2 型可引起( )
   A. 唇疱疹
   B. 生殖器疱疹
   C. Burkitt 淋巴瘤
   D. 水痘
   E. 巨细胞包涵体病

5. 对单纯疱疹病毒致病性叙述错误的是( )
   A. 患者和健康带菌者为传染源

B. 主要通过接触途径传播

C. HSV-2主要通过性接触传播

D. 婴幼儿感染HSV-1多有临床表现

E. 免疫低下者在原发感染后形成潜伏感染

6. 对水痘-带状疱疹病毒感染叙述错误的是（　　）

　　A. 可感染人和动物

　　B. 原发感染多表现为水痘

　　C. 复发性感染多表现为带状疱疹

　　D. 儿童水痘一般为自限性

　　E. 原发感染后会出现潜伏感染

7. 感染后形成巨大细胞的病原体是（　　）

　　A. HSV-1

　　B. HSV-2

　　C. VZV

　　D. HCMV

　　E. EBV

8. 巨细胞病毒引起的疾病有（　　）

　　A. 肝炎

　　B. 先天畸形

　　C. 间质性肺炎

　　D. 输血后单核细胞增多症

　　E. 以上都是

9. 可导致胎儿先天畸形的一组病毒是（　　）

　　A. 风疹病毒、巨细胞病毒

　　B. 风疹病毒、流感病毒

　　C. 风疹病毒、乙脑病毒

　　D. 巨细胞病毒、腺病毒

　　E. 巨细胞病毒、麻疹病毒

10. 可导致先天性畸形的病毒有（　　）

　　A. 风疹病毒、CMV、HHV-1型

　　B. 风疹病毒、流感病毒、腮腺炎病毒

　　C. 风疹病毒、乙脑病毒、麻疹病毒

　　D. CMV、腺病毒、乙型肝炎病毒

　　E. CMV、鼻病毒、腮腺炎病毒

11. 可通过性传播的病毒有（　　）

　　A. HBV

　　B. CMV

    C. HIV

    D. HSV

    E. 以上都是

12. 目前认为与鼻咽癌发病有关的病毒是（　　　）

    A. 鼻病毒

    B. HSV

    C. EB 病毒

    D. 脊髓灰质炎病毒

    E. CMV

13. 人巨细胞病毒常引起（　　　）

    A. 唇疱疹

    B. 带状疱疹

    C. 病毒性脑炎

    D. 先天性畸形

    E. 传染性单核细胞增多症

14. 下列病毒中，能引起潜伏感染的是（　　　）

    A. 脊髓灰质炎病毒

    B. HSV

    C. 狂犬病毒

    D. 流感病毒

    E. HAV

15. 下列病毒中，不属于嗜神经病毒的是（　　　）

    A. 狂犬病毒

    B. 脊髓灰质炎病毒

    C. 麻疹病毒

    D. HAV

    E. HSV

16. 下列有关疱疹病毒的叙述，不正确的是（　　　）

    A. 有包膜

    B. 核酸为双链 DNA

    C. 均能在二倍体细胞中复制

    D. 可引起潜伏感染

    E. 可发生整合感染

17. 一中等大小有包膜的 DNA 病毒，感染方式有增殖性感染和潜伏性感染的病毒最有可能的是（　　　）

    A. VZV

    B. 流感病毒

    C. 脊髓灰质炎病毒

    D. 狂犬病毒

    E. HBV

18. 引起口唇疱疹的病原体是（　　　）

    A. HSV－1

    B. HSV－2

    C. VZV

    D. CMV

    E. EBV

19. 引起水痘-带状疱疹的病原体是（　　　）

    A. HSV－1

    B. HSV－2

    C. VZV

    D. CMV

    E. EBV

20. 在儿童初次感染时表现为水痘，老年复发则引起带状疱疹病毒的是（　　　）

    A. HSV

    B. CMV

    C. VZV

    D. EB 病毒

    E. HHV－6

二、填空题

1. 常见的人类疱疹病毒有＿＿＿＿＿＿＿、＿＿＿＿＿＿＿、＿＿＿＿＿＿＿、＿＿＿＿＿＿＿等。

2. 与宫颈癌关系密切的病毒有＿＿＿＿＿＿、＿＿＿＿＿和＿＿＿＿＿＿。

3. 与 EB 病毒感染有关的疾病有传染性单核细胞增多症、＿＿＿＿＿＿＿和＿＿＿＿＿＿。

4. 单纯疱疹病毒的传播途径主要有＿＿＿＿＿＿、＿＿＿＿＿和＿＿＿＿＿。

5. 带状疱疹仅发生于过去有＿＿＿＿＿＿的人，儿时患病，体内病毒不能完全清除，部分病毒长期潜伏于＿＿＿＿＿或＿＿＿＿＿中。

第二十五章　其他病毒

一、选择题

1. 狂犬疫苗的接种对象是（　　　）
    A. 儿童
    B. 犬
    C. 被犬咬伤者
    D. A＋B＋C
    E. B＋C

2. 被狂犬咬伤后，最正确的处理措施是（　　　）
    A. 注射狂犬病毒免疫血清＋抗病毒药物
    B. 注射大剂量丙种球蛋白＋抗病毒药物
    C. 清创＋抗生素
    D. 清创＋接种疫苗＋注射狂犬病毒免疫血清
    E. 清创＋注射狂犬病毒免疫血清

3. 感染神经细胞可形成内基小体的是（　　　）
    A. 人乳头瘤病毒
    B. 森林脑炎病毒
    C. 巨细胞病毒
    D. 狂犬病病毒
    E. 柯萨奇病毒

4. 关于狂犬病病毒不正确的描述是（　　　）
    A. 可通过虫媒传播
    B. 在中枢神经细胞胞质内形成内基小体
    C. 不会引起化脓性脑炎
    D. 病毒沿感觉神经末梢扩散到脑干
    E. 病毒对外界抵抗力不强，在 56℃ 环境下 30 分钟即可杀灭

5. 关于狂犬病病毒的特点，描述错误的是（　　　）
    A. 患病动物是传染源

B. 病毒只有一个血清型

C. 狂犬咬伤后 100％发病

D. 发病后病死率达 100％

E. 可用病毒死疫苗进行预防

6. 内基小体是（　　）

    A. 衣原体包涵体

    B. 麻疹病毒包涵体

    C. 腺病毒包涵体

    D. 狂犬病毒包涵体

    E. 疱疹病毒包涵体

7. 形成内基小体的病毒是（　　）

    A. 鼻病毒

    B. HSV

    C. EB 病毒

    D. 脊髓灰质炎病毒

    E. 狂犬病病毒

8. 人被狂犬咬伤后应及早接种狂犬疫苗，预防发病是基于（　　）

    A. 狂犬病病毒毒力弱

    B. 狂犬病病毒毒力强

    C. 狂犬病的潜伏期短

    D. 狂犬病的潜伏期长

    E. 机体能迅速产生细胞免疫并中和抗体

9. 通过神经扩散的嗜神经病毒是（　　）

    A. 乙型脑炎病毒

    B. 狂犬病病毒

    C. 人乳头瘤病毒

    D. 人类免疫缺陷病毒

    E. 乙型肝炎病毒

10. 通过性接触引起尖锐湿疣的病毒是（　　）

    A. 乙型脑炎病毒

    B. 狂犬病病毒

    C. 人乳头瘤病毒

    D. 人类免疫缺陷病毒

    E. 乙型肝炎病毒

11. 外形为子弹状，有包膜的 RNA 病毒是（　　）

    A. 人乳头瘤病毒

    B. 森林脑炎病毒

C. 巨细胞病毒

D. 狂犬病病毒

E. 柯萨奇病毒

12. 我国目前采用的狂犬病疫苗的类型是（　　）

A. 减毒活疫苗

B. 灭活疫苗

C. 亚单位疫苗

D. 基因工程疫苗

E. 多肽疫苗

13. 下列不引起病毒血症的病毒是（　　）

A. 流行性乙型脑炎病毒

B. 麻疹病毒

C. 狂犬病病毒

D. 巨细胞病毒

E. 人类免疫缺陷病毒

14. 引起尖锐湿疣的病原体是（　　）

A. HBV

B. HPV

C. EBV

D. VZV

E. CMV

15. 与宫颈癌的发生密切相关的病毒是（　　）

A. HBV

B. HSV

C. HPV

D. HCMV

E. HIV

二、问答题

简述狂犬病的防治措施。

第二十六章　逆转录病毒

一、选择题

1. 艾滋病（AIDS）的传染源是（　　　）

   A. 性生活混乱人群

   B. 患 AIDS 的患者与 HIV 携带者

   C. 静脉毒瘾者

   D. 同性恋者

   E. HIV 实验室工作人员

2. 艾滋病的病原体是（　　　）

   A. CMV

   B. 腮腺炎病毒

   C. EBV

   D. HIV

   E. 鼻病毒

3. 成年男性，体检时发现血液中 HIV 抗体阳性。其最具传染性的物质是（　　　）

   A. 尿液

   B. 粪便

   C. 唾液

   D. 血液

   E. 汗液

4. 成年男性患者，被确诊为 HIV 感染者，在对其已妊娠三个月的妻子进行说明过程中，不正确的是（　　　）

   A. 此病可经性交传播

   B. 应该立即中止妊娠

   C. 此病具有较长潜伏期

   D. 应配合患者积极治疗

   E. 避免与患者共用餐具

5. 叠氮胸苷（AZT）治疗 AIDS 的机制是（　　）

    A. 抑制病毒的逆转录酶

    B. 抑制病毒核酶

    C. 抑制病毒蛋白质合成

    D. 阻止病毒的出芽释放

    E. 干扰病毒的合成

6. 下列有关逆转录病毒基因复制的描述，正确的是（　　）

    A. 在编码蛋白前，正链 RNA 基因组片段拼接成 1 条完整的 mRNA 链

    B. 当病毒单股负链 RNA 进入细胞后，先复制为正负股 RNA 复合体，再进行基因组的复制

    C. 在基因复制过程中，基因组 RNA 先要逆转录成负链 DNA，再合成双链 DNA

    D. RNA 基因组的启动区位于相反的位置

    E. 正链 RNA 从链 3'端向 5'端方向转录 RNA 链

7. 对 HIV 的正确叙述是（　　）

    A. 感染 HIV 后，机体较快进入 AIDS 期

    B. 随病程进展，p24 抗体量逐渐升高

    C. 细胞免疫反应早期可清除细胞内的病毒

    D. 因 gp120 易于变异而难于制备疫苗

    E. 病毒吸附细胞的部位是 gp41

8. 对 HIV 致病机制的错误叙述是（　　）

    A. 感染细胞表面 gp120 和邻近细胞表面 $CD4^+$ 融合

    B. Th 细胞是 HIV 唯一的靶细胞

    C. 病毒基因的整合可干扰细胞正常代谢

    D. 病毒的出芽释放可损伤细胞

    E. 通过 Ⅳ 型超敏反应损伤 CD4 细胞

9. 关于引起人类疾病的逆转录病毒，叙述错误的是（　　）

    A. 均含有逆转录酶

    B. 均侵犯 $CD4^+$ 细胞

    C. 均可引起肿瘤发生

    D. 可以经性接触传播

    E. 可经输血注射传播

10. 某 HIV 感染者，近日出现继发感染、衰竭、免疫缺陷等 AIDS 症状，入院治疗。目前认为最有效的治疗药物是（　　）

    A. 金刚烷胺

    B. 阿昔洛韦

    C. 叠氮胸苷

　　D. 阿糖胞苷

　　E. 脱氧鸟苷

11. 目前预防艾滋病病毒（HIV）感染的主要措施是（　　）

　　A. 减毒活疫苗预防接种

　　B. 加强性卫生知识教育

　　C. 接种 DNA 疫苗

　　D. 接种亚单位疫苗

　　E. 加强性卫生知识教育与血源管理，取缔娼妓及杜绝吸毒等切断传播途径的综合措施

12. 人感染 HIV 后，在 5～10 年内可以不发病，这从病毒方面解释主要取决于（　　）

　　A. 病毒在细胞内呈潜伏状态

　　B. 病毒毒力较弱

　　C. 人体免疫功能尚未被完全破坏

　　D. 病毒被消灭

　　E. 病毒变异

13. 人类免疫缺陷病毒的英文缩写是（　　）

　　A. HAV

　　B. HCV

　　C. HIV

　　D. HDV

　　E. HBV

14. 26 岁男性患者，有不洁性交史和吸毒史，近半年来出现体重下降、腹泻、发烧，反复出现口腔真菌感染，初诊为 AIDS。确诊时需要参考的主要检测指标是（　　）

　　A. HIV 相应的抗原

　　B. HIV 相应的抗体

　　C. AIDS 患者的补体

　　D. HIV 相关的 CD8$^+$ T 细胞

　　E. HIV 相关的 CD4$^+$ T 细胞

15. 通过性接触引起 AIDS 的病毒是（　　）

　　A. 乙型脑炎病毒

　　B. 狂犬病病毒

　　C. 人乳头瘤病毒

　　D. 人类免疫缺陷病毒

　　E. 乙型肝炎病毒

16. 下列对艾滋病病毒（HIV）复制过程的描述，不正确的是（　　）

　　A. GP120 与 T 淋巴细胞表面的 CD4 受体结合

    B. 病毒包膜与细胞膜融合

    C. 病毒直接进入宿主细胞

    D. 形成双股 DNA，整合进宿主细胞染色体

    E. 病毒复制、包装、释放并引起各种临床症状

17. 下列对逆转录病毒形态与结构的描述，不正确的是（　　）

    A. 病毒颗粒呈二十面体立体对称的球形，直径为 27nm 左右

    B. p24 蛋白构成病毒衣壳

    C. 病毒外层包有脂蛋白包膜，并嵌有 gp120 和 gp41 糖蛋白

    D. 病毒衣壳内有两条正链 RNA 基因组，呈双聚体形式

    E. 病毒核心部分含有其进行复制的蛋白酶、整合酶和逆转录酶

18. 引起 T 淋巴细胞白血病的病毒是（　　）

    A. HTLV

    B. HIV

    C. EBV

    D. HBV

    E. HPV

19. 与 HIV 的感染特点不符的是（　　）

    A. 潜伏期长

    B. 引起严重的免疫系统损伤

    C. 发生各种肿瘤

    D. 可通过垂直传播造成胎儿感染

    E. 常由于外源性感染而致死

20. HIV 的传播途径不包括（　　）

    A. 同性或异性间性行为

    B. 药瘾者共同污染 HIV 的注射器

    C. 输血和器官移植

    D. 母婴垂直传播和围产期传播

    E. 日常生活的一般接触

21. HIV 致病的关键因素是（　　）

    A. HIV 基因可以和宿主基因整合

    B. 可合并各种类型的机会感染

    C. 可发生各种肿瘤而致死

    D. HIV 易发生变异，避免免疫系统攻击

    E. 侵犯 Th 细胞，造成严重的免疫缺陷

二、填空题

1. HIV 有两个型别，分别是＿＿＿＿＿＿和＿＿＿＿＿＿，世界上的 AIDS 大多由＿＿＿＿＿＿所致。

2. HIV 感染宿主细胞时，病毒的_____和_____结合。

3. HIV 的包膜抗原成分有_____和_____。

4. HIV 的靶细胞除 CD4$^+$ T 细胞外，还包括_____、_____、_____等。

5. HIV 的传播方式有_____、_____和_____。

6. HIV 合并的恶性肿瘤常见的有_____和_____。

三、名词解释

AIDS

四、问答题

1. 简述 HIV 传播方式及防治原则。

2. 简述 AIDS 的临床特点。

第二十七章　真　菌

一、选择题

1. 最易导致艾滋病患者合并肺部感染的病原体是(　　)
   A. 白假丝酵母菌
   B. 新型隐球菌
   C. 曲霉菌
   D. 毛霉菌
   E. 肺孢子菌

2. 白色念珠菌常引起(　　)
   A. 癣病
   B. 皮下组织感染
   C. 皮肤黏膜、内脏感染
   D. 毒血症
   E. 真菌中毒症

3. 不属于易引起念珠菌感染的主要原因是(　　)
   A. 与念珠菌感染患者接触
   B. 菌群失调
   C. 长期使用激素或免疫抑制剂
   D. 内分泌功能失调
   E. 机体屏障功能遭破坏

4. 不属于条件致病性真菌的是(　　)
   A. 白色念珠菌
   B. 曲霉菌
   C. 毛霉菌
   D. 皮肤癣菌
   E. 新型隐球菌

5. 多细胞真菌都可以产生的孢子是(　　)
   A. 芽生孢子

B. 厚膜孢子

C. 关节孢子

D. 大分生孢子

E. 小分生孢子

6. 二相性真菌在培养基上形成酵母型菌落的培养温度是（　　　）

A. 25℃

B. 28℃

C. 35℃

D. 37℃

E. 41℃

7. 关于皮肤癣菌，下列叙述错误的是（　　　）

A. 主要侵犯皮肤、毛发和指（趾）甲

B. 通过直接或间接接触而感染

C. 在沙氏培养基上形成丝状菌落

D. 一种皮肤癣菌仅能引起一种癣病

E. 可根据菌丝、孢子及菌落形态做出初步诊断

8. 关于新型隐球菌的叙述，错误的是（　　　）

A. 菌体圆形，外包厚荚膜

B. 在沙氏培养基上形成酵母型菌落

C. 常引起慢性脑膜炎

D. 营养丰富时可产生假菌丝

E. 标本可直接用墨汁负染后镜检

9. 关于新型隐球菌致病性的叙述，错误的是（　　　）

A. 是隐球菌属中唯一致病的真菌

B. 主要经胃肠道进入机体

C. 可引起体质极度衰弱者的内源性感染

D. 主要致病因素是荚膜

E. 易侵犯中枢神经系统引起脑膜炎

10. 关于真菌孢子的叙述，错误的是（　　　）

A. 是真菌的休眠状态

B. 抵抗力不如细菌芽孢强

C. 一条菌丝上可长出多个孢子

D. 大部分真菌既能形成有性孢子，又能形成无性孢子

E. 大分生孢子是鉴定的重要依据

11. 关于真菌的抵抗力的叙述，错误的是（　　　）

A. 对干燥、阳光和紫外线有较强的抵抗力

B. 对一般消毒剂有较强的抵抗力

C. 耐热，在 60℃ 环境下 1 小时不能被杀死

D. 对抗细菌的抗生素均不敏感

E. 灰黄霉素、制霉菌素 B 可抑制真菌生长

12. 鉴定多细胞真菌主要应用的检查方法是（　　）

A. 革兰氏染色后镜检

B. 墨汁负染色后镜检

C. 血清学检查

D. 生化反应检查

E. 小培养检查菌丝和孢子

13. 某患者，疑为新型隐球菌性脑膜炎，最有意义的快速诊断方法是，采集脑脊液，离心沉渣后进行（　　）

A. 钩端螺旋体培养

B. 新型隐球菌培养

C. 白假丝酵母菌培养

D. 涂片后革兰氏染色

E. 涂片后墨汁染色

14. 念珠菌病的病原体是（　　）

A. 白假丝酵母菌

B. 新型隐球菌

C. 曲霉菌

D. 毛霉菌

E. 肺孢子菌

15. 下列真菌中最易侵犯脑组织的是（　　）

A. 红色毛癣菌

B. 黄曲霉菌

C. 许兰毛癣菌

D. 新生隐球菌

E. 申克孢子丝菌

16. 新型隐球菌的主要传播方式是（　　）

A. 患者—咳痰—飞沫传播

B. 鸽子—粪便—呼吸道传播

C. 患者—粪便—消化道传播

D. 患者—粪便—呼吸道传播

E. 人虱—粪便—破损皮肤传播

17. 新型隐球菌引起的主要疾病是（　　）

A. 慢性脑膜炎

B. 流行性脑脊髓膜炎

C. 流行性乙型脑炎

D. 鹅口疮

E. 原发性非典型性肺炎

18. 一女性阴道炎患者，曾因治疗其他疾病长期使用激素类药物。微生物学检查：泌尿生殖道分泌物标本镜检可见假菌丝的酵母型菌。你认为引起该患者阴道炎的病原体是（　　）

A. 无芽孢厌氧菌

B. 衣原体

C. 解脲脲原体

D. 白色念珠菌

E. 梅毒螺旋体

19. 引起念珠菌感染的主要原因为（　　）

A. 菌群失调

B. 长期使用激素或免疫抑制剂

C. 机体屏障功能遭破坏

D. 机体免疫功能失调

E. 以上均对

20. 引起鹅口疮的病原体是（　　）

A. 絮状表皮癣菌

B. 石膏样小孢子菌

C. 口腔链球菌

D. 白假丝酵母菌

E. 口腔螺旋体

21. 真菌孢子的主要作用是（　　）

A. 抵抗不良环境的影响

B. 抗吞噬

C. 进行繁殖

D. 引起炎症反应

E. 引起变态反应

22. 真菌的繁殖器官是（　　）

A. 芽孢

B. 菌丝体

C. 芽管

D. 菌丝

E. 孢子

23. 真菌细胞不具有的结构或成分是（　　）

A. 细胞壁

B. 细胞核

C. 线粒体

D. 内质网

E. 叶绿素

24. 最常见的深部感染真菌病是（　　　）

A. 孢子丝菌

B. 隐球菌病

C. 曲霉病

D. 毛霉病

E. 着色真菌

二、填空题

1. 菌丝按功能可分为_____菌丝、_____菌丝和_____菌丝。

2. 真菌的菌落形态可分为_____、_____和_____三类。

3. 在人工培养条件下，浅部病原性真菌的最适生长温度是_____℃，出现典型菌落约需_____。

4. 皮肤癣菌除多侵犯角化的表皮外，还主要侵犯_____和_____。

5. 新型隐球菌最易侵犯_____系统，引起_____。

6. 白色念珠菌常致_____、_____、_____、_____等部位的感染。

三、问答题

1. 简述真菌孢子与细菌芽孢的不同点。

2. 皮肤癣菌为何能引起皮肤癣病？对皮肤癣病患者如何进行微生物学诊断？

3. 简述两种常见的能引起深部感染的条件致病单细胞真菌的致病性。

（邓　琦　陈倩倩　蓝天才）

参考答案

附 录

附录 1 常用培养基的配制

1. 牛肉膏蛋白胨培养基(营养肉汤)配方

蛋白胨 10g，牛肉膏 3g，氯化钠 5g，蒸馏水 1L。将以上成分称量混合溶解于水中，校正 pH 至 7.4，按用途不同分装于烧瓶或试管内，置 121℃ 环境下灭菌 15 分钟备用。

用途：用于一般细菌的增菌培养，加入 1% 的琼脂粉亦可作营养琼脂。金黄色葡萄球菌、伤寒沙门菌、化脓性链球菌在该培养基上生长良好。

2. 牛肉浸液培养基配方

新鲜除脂牛肉 500g，氯化钠 5g，蛋白胨 10g，蒸馏水 1L。先将牛肉清洗，除脂肪、肌腱，并切块绞碎。称取 500g 置容器加入蒸馏水 1L，搅匀后置 4℃ 冰箱过夜，次日煮沸加热 30 分钟，并用玻棒不时搅拌，用绒布或麻布进行粗过滤，再用脱脂棉过滤即成。在滤液中加入蛋白胨 10g、氯化钠 5g 溶解后，用氢氧化钠溶液校正 pH 至 7.6～7.8，并加热煮沸 10 分钟，补充蒸馏水至 1L，最后用滤纸过滤，得到清晰透明、淡黄色液体，按用途不同分装于烧瓶或试管内，置 121℃ 环境下灭菌 15 分钟备用。

用途：细菌培养最基础的培养基，除用于一般细菌的培养外，又可以作营养琼脂及其他培养基的基础。如制作固体培养基，加入琼脂 15～20g/L 即可。金黄色葡萄球菌、大肠埃希菌、伤寒沙门菌、痢疾志贺菌等均生长良好。

3. 营养琼脂培养基配方

蛋白胨 10g，牛肉膏 3g，氯化钠 5g，琼脂粉(优质)12g，蒸馏水 1L。将上述成分(除琼脂外)溶于水中，校正 pH 值至 7.2～7.4 后加入琼脂，煮沸溶解，根据用途不同进行分装，经 121℃ 灭菌 15 分钟，倾注平板或制成斜面，冷藏备用。

用途：用于一般细菌和菌株的纯化及传种。金黄色葡萄球菌菌落呈浅黄色；痢疾志贺菌菌落为无色；铜绿假单胞菌菌落为无色或浅绿色。

4. 血琼脂培养基配方

pH 7.4～7.6 牛肉浸液琼脂 100mL，脱纤维羊血(或兔血)5～10mL。将血琼脂基础(牛肉浸液琼脂)经 121℃灭菌 15 分钟，待冷却至 50℃左右，在无菌环境下手动加入羊血，摇匀后立即倾注入灭菌平皿内，待凝固后，经无菌实验验证后冷藏备用。

用途：一般病原菌的分离培养和溶血性鉴别及保存菌种。化脓性链球菌生长良好，β-溶血；肺炎链球菌生长良好，α-溶血；表皮葡萄球菌生长良好，不溶血。

5. 巧克力琼脂培养基配方

鲜牛肉浸出液 1L，蛋白胨 10g，氯化钠 5g，琼脂粉 12g，无菌脱纤维羊血或兔血 100mL。将上述成分(除血液外)加热溶解，调 pH 至 7.2，置 121℃环境下高压灭菌 15 分钟，待降温至约 85℃，以无菌方式加入兔血，摇匀后置 85℃水浴中，维持该温度 10 分钟，使之成巧克力色，后取出置室温下冷至约 50℃，倾注平板或制成斜面备用。

用途：主要用于嗜血杆菌的分离培养，亦可用于奈瑟菌的增殖培养。

6. 胱氨酸胰化酪蛋白琼脂培养基配方

胱氨酸 0.5g，胰化酪蛋白 20g，氯化钠 5g，亚硫酸钠 0.3g，琼脂 3.5g，酚红 0.0175g，蒸馏水 1L。将上述成分(酚红除外)混合溶解，调 pH 至 7.2，加入酚红指示剂。分装试管，并于 115℃灭菌 15 分钟。

用途：常用于测定脑膜炎奈瑟菌和淋病奈瑟菌以及营养要求较高细菌的糖发酵试验。用于测定糖发酵时，按需要加入各种糖溶液，将待检标本直接接种于培养基管内，置 35℃孵育中，18～24 小时后观察结果。培养基由红色变为黄色为阳性，不变色为阴性。

7. 高氏 1 号培养基配方

可溶性淀粉 20g，KNO_3 1g，NaCl 0.5g，$K_2HPO_4 \cdot 3H_2O$ 0.5g，$MgSO_4 \cdot 7H_2O$ 0.5g，$FeSO_4 \cdot 7H_2O$ 0.01g，琼脂 20g，蒸馏水 1L。配制时，先用少量冷水，将淀粉调成糊状，倒入少于所需水量的沸水中，在火上加热，边搅拌边依次溶化其他成分。溶化后，补足水分至 1L，校正 pH 至 7.0～7.2，后加入琼脂，煮沸溶解，根据用途不同进行分装，并于 121℃灭菌 20 分钟。倾注平板后冷藏备用。

用途：用于放线菌培养。

8. 马丁氏(Martin)培养基配方

K_2HPO_4 1g，$MgSO_4 \cdot 7H_2O$ 0.5g，蛋白胨 5g，葡萄糖 10g，琼脂 15～20g，1/3000孟加拉红水溶液 100mL，水 900mL，自然 pH，经 121℃湿热灭菌 30 分钟。待培养基融化后冷却至 55～60℃时加入链霉素(链霉素含量为 $30\mu g/mL$)。

用途：用于从土壤中分离真菌。

9. 马铃薯培养基(PDA)配方

马铃薯(去皮)200g，蔗糖(或葡萄糖)20g，琼脂 20g，蒸馏水 1L。配制方法如下：将马铃薯去皮，切成块加水，煮沸 30 分钟(注意火力的控制，用玻棒搅拌以防糊底，可适当补水)，然后用双层纱布过滤，取其滤液加糖和琼脂，再补足水至 1L，自然 pH，加热融化，分装后于 115℃湿热灭菌 30 分钟。注：霉菌的培养用蔗糖，酵母菌的培养用葡萄糖。

用途：用于霉菌或酵母菌培养。

10. 察氏培养基(蔗糖硝酸钠培养基)配方

蔗糖 30g，$NaNO_3$ 2g，K_2HPO_4 1g，$MgSO_4 \cdot 7H_2O$ 0.5g，KCl 0.5g，$FeSO_4 \cdot 7H_2O$ 0.01g，琼脂 20g，蒸馏水 1L。将上述成分(除蔗糖和琼脂外)溶于水中，校正 pH 7.0～7.2，稍冷后加入蔗糖和琼脂，按用途不同分装后，置于 121℃ 环境下湿热灭菌 20 分钟。倾注平板冷藏备用。

用途：用于霉菌培养。

11. SS 琼脂培养基配方

蛋白胨 5g，牛肉膏 5g，乳糖 10g，琼脂 15～20g，胆盐(No.3) 3.5g，枸橼酸钠 8.5g，硫代硫酸钠 8.5g，枸橼酸铁 1g，1% 中性红溶液 2.5mL，0.1% 煌绿溶液 0.33mL，蒸馏水 1L。将上述成分(除中性红、煌绿外)混合于水中，加热煮沸溶解，校正 pH 至 7.0～7.1，然后加入中性红和煌绿溶液，充分混匀冷却至 50℃ 时倾注平板。

用途：用于肠杆菌的分离培养。沙门菌属菌落为无色半透明，产生硫化氢者菌落中心呈黑色；志贺菌属的菌落为无色半透明；大肠埃希菌菌落呈红色；痢疾志贺菌 Ⅰ 型、福氏志贺菌和伤寒沙门菌生长良好，菌落无色；肠炎或猪霍乱沙门菌菌落呈黑色；粪肠球菌、金黄色葡萄球菌不生长。

12. 克氏双糖铁琼脂培养基配方

蛋白胨 20g，牛肉膏 3g，酵母膏 3g，乳糖 10g，葡萄糖 1g，氯化钠 50g，枸橼酸铁铵 0.5g，硫代硫酸钠 0.5g，0.2% 酚红溶液 5mL，琼脂 12mL，蒸馏水 1L。将以上成分(除酚红和琼脂外)称量混合于水中，加热溶解，校正 pH 至 7.5，再加入琼脂和酚红溶液，煮沸溶解分装试管，每管 4mL，经 115℃ 灭菌 20 分钟，待冷至约 50℃，取出制成高层斜面，待凝固后经无菌试验备用。

用途：用于肠杆菌科细菌的初步鉴定。斜面变黄，底层变黄，产气者或不产气者多属大肠埃希菌群及发酵乳糖的菌株。斜面变红，底层变黄，为不发酵乳糖菌株。产硫化氢菌株可使底层或全管变成黑色。

13. 三糖铁琼脂培养基配方

蛋白胨 15g，胨胨 5g，牛肉膏 3g，酵母膏 3g，乳糖 10g，蔗糖 10g，葡萄糖 1g，氯化钠 5g，硫酸亚铁 2g/L，硫代硫酸钠 0.3g，0.2% 酚红溶液 5mL，琼脂 12g，蒸馏水 1L。将以上成分(除酚红和琼脂外)称量混合于水中，加热溶解后校正 pH 至 7.4，再加琼脂及酚红溶液，加热煮沸溶解。分装试管，每管 4mL，经 115℃ 灭菌 20 分钟，待冷至约 50℃，取出制成高层斜面，待凝固后经无菌试验备用。

用途：用于肠杆菌科细菌的初步生化鉴定。发酵乳糖或蔗糖的菌可使斜面及底层均变黄色。不发酵乳糖和蔗糖的细菌仅发酵葡萄糖时使底层变黄，斜面变红。产生硫化氢的菌株可使底层或整个培养基呈黑色。分解乳糖或蔗糖后产气时有些菌株还能使培养基断裂。

14. 伊红美蓝琼脂培养基(EMB 培养基)配方

蛋白胨 10g，乳糖 10g，K_2HPO_4 2g，琼脂 25g，2% 伊红 Y(曙红 Y)水溶液 20mL，0.5% 美蓝(亚甲蓝)水溶液 13mL，蒸馏水 1L。先将蛋白胨、乳糖、K_2HPO_4 和琼脂混

合于水中，加热溶解后，调 pH 至 7.1～7.4，115℃湿热灭菌 20 分钟，然后加入已分别灭菌的伊红液和美蓝液，充分混匀，防止产生气泡。待培养基冷却到 50℃左右倒平板。在细菌转导实验中用半乳糖代替乳糖，其余成分不变。

用途：用于肠道致病菌及大肠菌群分离培养。以及水体中大肠菌群测定和细菌转导。大肠埃希菌菌落呈紫红色，带有金属光泽；伤寒沙门菌菌落呈灰白色；金黄色葡萄球菌不生长。

15. **麦康凯琼脂培养基配方**

蛋白胨 20g，氯化钠 5g，胆盐（猪、牛、羊）5g，乳糖 10g，琼脂 15～20g，1％中性红溶液 5mL，蒸馏水 1L。将上述成分（除中性红外）称量加入水中，加热溶解，校正 pH 至 7.2，加入中性红溶液，分装后经 115℃灭菌 20 分钟，冷却至 50℃左右时倾注平板。

用途：麦康凯琼脂用于肠道致病菌的分离培养和非发酵细菌的鉴别。不发酵乳糖的肠道细菌呈无色菌落，直径约 2.0mm 左右，为光滑半透明状。大肠埃希菌菌落呈桃红色；痢疾志贺菌菌落呈无色；伤寒沙门菌菌落无色；金黄色葡萄球菌不生长。

16. **罗-琴改良培养基配方**

磷酸二氢钾 0.4g，硫酸镁 0.04g，枸橼酸镁（或枸橼酸钠）0.6g，天门冬素 3.6g，甘油 12mL，蒸馏水 600mL，马铃薯淀粉 30g，新鲜鸡卵液 1L，2％孔雀绿水溶液 20mL。先将磷酸盐、硫酸镁、枸橼酸镁、天门冬素及甘油，加热溶解于 600mL 蒸馏水中。再添入马铃薯粉，边加边搅，并继续置于沸水中加热 30 分钟，待冷却至 60℃左右时，加入鸡卵液 1L 及孔雀绿溶液 20mL，充分混匀后，按无菌操作方法分装于灭菌试管中，每支 5～6mL，塞紧橡皮塞（最好是翻口塞），置于血清凝固器内制成斜面，经 85℃1 小时间歇灭菌 2 次（或经 115℃20 分钟高压灭菌），待凝固后经无菌试验验证，4℃冷藏备用。

用途：用于结核分枝杆菌（革兰氏阳性杆菌）分离培养。

用法：取晨咳痰或其他体液标本，经消化处理和离心沉淀的浓缩液 0.1mL（约 2 滴）滴种于培养基的斜面上，尽量摇晃，置 35℃、5％～10％二氧化碳温箱内培养 1～4 周，观察结果。凡在 1 周内发现生长的菌落，一般不可能是结核分枝杆菌；在 2 周后生长的菌落，若呈奶油状、略为黄色、粗糙突起、不透明，即取菌进行涂片染色镜检及鉴定。

17. **血清斜面培养基（吕氏血清斜面）**

1％葡萄糖肉汤(pH 7.6)100mL，无菌动物血清（牛、羊、猪、兔）300mL。将上述成分混合后，分装于试管内，每管约 4～5mL。斜插在血清凝固器内（或蒸笼）加热至 80～85℃ 30 分钟，使血清凝固成斜面，冷却后放于 4℃冰箱内。取出后采用间歇灭菌法，经 85℃灭菌 30 分钟，持续 3 天，后经无菌试验证明无杂菌生长即可应用。

用途：用于白喉棒状杆菌（革兰氏阳性杆菌）分离培养。

用法：将喉拭子直接接种于上述斜面上，置于 35℃环境下培养 16～24 小时。白喉杆菌在上述培养基中培养得到的菌落呈圆形，表面光滑、完整，在 9g/L 氯化钠溶液中易乳化，用阿培脱染色，两极异染颗粒明显。

18. 亚碲酸钾血琼脂培养基配方

蛋白胨 10g，氯化钠 5g，牛肉浸膏 3g，葡萄糖 2g，胱氨酸 0.05g，1％亚碲酸钾 45mL，脱纤维羊血 100mL，琼脂 2g，蒸馏水 900mL。先将蛋白胨、氯化钠、牛肉浸膏、葡萄糖和胱氨酸加水加热溶解，调 pH 至 7.6，加入琼脂，经 115℃灭菌 15 分钟备用。待冷至 50℃左右，按无菌操作方法加入已灭菌的亚碲酸钾溶液及羊血，混匀倾注平板。

用途：用于白喉杆菌（革兰氏阳性杆菌）的分离培养。

用法：将标本直接接种于亚碲酸钾平板上。置于 35℃孵箱中，经 24～48 小时培养，观察结果。白喉杆菌能使亚碲酸钾还原成金属碲而形成黑色和灰黑色的菌落。

19. 碱性琼脂培养基配方

蛋白胨 10g，氯化钠 5g，牛肉膏 3g，琼脂 20g，蒸馏水 1L。将前 4 种成分混合于水中，加热溶解，校正 pH 至 8.4，分装后经 121℃灭菌 15 分钟，倾注平板。

用途：用于霍乱弧菌的分离培养。

用法：取标本接种到碱性琼脂平板，置于 35℃环境下培养 12～16 小时，观察结果。霍乱弧菌生长较快，菌落大而扁平，呈青灰色、半透明状，表面光滑湿润。

20. 中国蓝琼脂培养基配方

肉膏汤琼脂(pH7.4)1L，10g/L 中国蓝溶液（灭菌）10mL，乳糖 10g，10g/L 蔷薇红酸乙醇溶液 10mL。取乳糖 10g 置于已灭菌的肉膏汤琼脂瓶内，加热溶解琼脂并混匀。待冷却至 50℃左右，加入中国蓝、蔷薇红酸乙醇溶液混匀，立即倾注平板，凝固后备用。

用途：中国蓝琼脂为弱选择性培养基，用于分离肠道杆菌。

21. 疱肉培养基配方

牛肉渣 0.5g，牛肉浸液 7mL(pH7.6)。将干燥的肉渣 0.5g 装入 15mm×150mm 试管内，再加入 pH7.6 牛肉浸液 7mL，两者高度比例为 1∶2。在试管液面上加一层 3～4mm 厚度的融化凡士林。用橡皮塞塞紧，经 121℃灭菌 15 分钟后，置于 4℃冰箱中备用。

用途：主要用于厌氧菌梭菌属的培养，如破伤风杆菌、肉毒杆菌。

22. LB 培养基配方

酵母膏 5g，蛋白胨 10g，NaCl 10g，琼脂 20g，蒸馏水 1L。将上述成分混合于水中，加热溶解，用 1mol/L NaOH（约 1mL）调 pH 至 7.0，分装后，置于 121℃环境下高压灭菌 15 分钟，冷藏备用。

用途：用于细菌培养，如大肠埃希氏菌（大肠杆菌）的培养。

23. 乳糖蛋白胨培养基配方

蛋白胨 10g，牛肉膏 3g，乳糖 5g，氯化钠 5g，1.6％溴甲酚紫乙醇溶液 1mL，蒸馏水 1L。将上述成分（除溴甲酚紫乙醇溶液外）混合溶于水中，校正 pH 至 7.2～7.4，加入 1.6％溴甲酚紫乙醇溶液 1mL，充分混匀，分装于有小导管的试管内，置 115℃环境下灭菌 20 分钟，避光冷藏备用。

用途：用于水质的细菌学检查。

24. 蛋白胨水培养基配方

蛋白胨(或胰蛋白胨)10g，氯化钠 5g，蒸馏水 1L。将上述成分称量溶于水中，校正 pH 至 7.2，分装于试管中，每管 2~3mL，置 121℃环境下灭菌 15 分钟备用。

用途：用于细菌吲哚(靛基质)试验；一般细菌的培养和传代。大肠埃希菌生长良好，靛基质呈阳性，伤寒沙门菌生长良好，靛基质呈阴性。

25. 葡萄糖蛋白胨水培养基配方

蛋白胨 5g，葡萄糖 5g，磷酸氢二钾 2g，蒸馏水 1L。将上述成分称量混合溶解后，调 pH 至 7.2，分装于小试管中，115℃湿热灭菌 20 分钟，置 4℃冰箱中保存备用。

用途：用于 VP 试验和甲基红试验。

26. 糖发酵培养基配方

蛋白胨 2g，NaCl 5g，K_2HPO_4 0.2g，蒸馏水 1L，溴麝香草酚蓝(1％水溶液) 3mL，糖类 10g。分别称取蛋白胨和 NaCl 溶于热水中，调 pH 至 7.4，再加入溴麝香草酚蓝(先用少量 95％乙醇溶解后，再加水配成 1％水溶液)，加入糖类，分装于试管中，装量高度为 1~5cm，并倒放入一杜氏小管(管口向下，管内充满培养液)。115℃湿热灭菌 20 分钟。灭菌时注意适当延长煮沸时间，尽量把冷空气排尽以使杜氏小管内不残存气泡。常用的糖类如葡萄糖、蔗糖、甘露糖、麦芽糖、乳糖、半乳糖等(后两种糖的用量常加大为 1.5％)。

用途：用于细菌糖发酵试验。

27. 硝酸盐培养基配方

蛋白胨 10g，硝酸钾(分析纯)2g，蒸馏水 1L。将上述成分混合后，加热溶解，校正 pH 至 7.4。分装于试管中，121℃灭菌 15 分钟后备用。

用途：用于硝酸盐还原试验。

28. 尿素培养基配方

蛋白胨 1g，葡萄糖 1g，氯化钠 5g，磷酸二氢钾 2g，40％酚红溶液 2mL，琼脂18~20g，20％尿素溶液 100mL，蒸馏水 1L。将上述成分(除酚红和尿素外)称量加入水中，加热溶解，校正 pH 至 7.2，然后加入酚红溶液，分装，每瓶 100mL，121℃灭菌 15 分钟，备用。临用时，加热溶解，冷却至 55℃左右，加入无菌的尿素溶液 10mL，摇匀立即无菌分于灭菌试管，每支 2mL，并置成斜面。经无菌试验后备用。

用途：用于尿素分解试验。尿素酶阳性者斜面变红色，阴性者颜色无变化。

29. 枸橼酸盐培养基配方

硫酸镁 0.2g，磷酸二氢铵 1g，磷酸氢二钾 1g，枸橼酸钠 5g，琼脂 20g，氯化钠 5g，1％溴麝香草酚蓝乙醇溶液 10mL，蒸馏水 1L。先将盐类溶解于水内，调整 pH 至 6.8，再加入琼脂，加热溶化后，加入指示剂，混合均匀后分装于试管中，121℃灭菌 15 分钟，置成斜面备用。

用途：用于枸橼酸盐试验，鉴定细菌对枸橼酸盐及无机铵的利用能力。

30. 淀粉培养基配方

牛肉膏 5g，蛋白胨 10g，氯化钠 5g，琼脂 15～20g，可溶性淀粉 2g，蒸馏水 1L。准确称量前 4 种成分溶解至 500mL 蒸馏水中，缓慢加热制成基础培养基。再将 2g 淀粉溶于 250mL 蒸馏水中（要适当加热溶解，但避免过热使其水解）。将上述两种溶液合并混匀，补足水至 1L，调 pH 至 7.2，121℃灭菌 15 分钟，倾注平板备用。

用途：用于淀粉水解实验。将 Lugol 碘液直接加到孵育过菌落的平板上，培养基呈深蓝色，菌落周围有透明圈为阳性，菌落周围无透明圈为阴性。

31. M－H(Muller－Hinton)琼脂培养基配方

牛肉浸出物 1L，水解酪蛋白 17.5g，可溶性淀粉 1.5g，琼脂 17g。将以上各成分混合，加热溶解，校正 pH 至 7.4 后，置于 121℃环境下高压灭菌 15 分钟。冷至 50℃左右，倾注平板，制成厚度为 4mm 的平板，冷藏备用。

用途：用于药敏试验。

32. 石蕊牛奶培养基配方

新鲜脱脂牛乳 1L，20g/L 石蕊水溶液 10mL（16g/L 溴甲酚紫乙醇溶液 1mL）（pH6.8）。将新鲜牛乳隔水煮沸 30 分钟，冷却后置 4℃冰箱内过夜。用吸管吸出下层乳汁，注入另一烧瓶内，弃去上层乳脂。加入石蕊溶液，分装于试管中，113℃灭菌 15 分钟（或间歇灭菌）。置 35℃环境下培养 24～48 小时，若无细菌生长，即可 4℃冷藏备用。

用途：观察细菌对牛乳的凝固及发酵作用。

33. 醋酸铅培养基配方

蛋白胨 10g，胱氨酸 0.1g，硫酸钠 0.1g，蒸馏水 1L。将上述成分加热溶解，调整 pH 为 7.0～7.4，分装于试管中，每管液体高度为 4～5cm，115℃灭菌 20 分钟。将滤纸剪成 0.1～1.0cm 宽的纸条，用 50～100g/L 醋酸铅溶液浸透、烘干，置皿内备用。

用途：用于硫化氢实验。

用法：将培养物接种上述培养基中，挂上纸条经 35℃孵育 24 小时。纸条变黑为阳性，无变化为阴性。

34. 硫酸亚铁琼脂培养基配方

牛肉膏 3g，酵母浸膏 3g，蛋白胨 10g，硫酸亚铁 0.2g，氯化钠 5g，硫代硫酸钠 0.3g，琼脂 12g，蒸馏水 1L。将上述成分加热溶解，分装于试管中，每管 3mL，经 115℃灭菌 20 分钟后，制成斜面培养基，冷藏备用。

用途：用于硫化氢试验。

用法：将试验菌株穿刺接种到培养基中，经 35℃培养 24 小时后，观察结果。培养基呈黑色为阳性，不变黑色为阴性。

35. 明胶培养基配方

NaCl 5g，蛋白胨 10g，牛肉膏 3g，明胶 120g，蒸馏水 1L。将以上成分混匀，隔水加热融化，校正 pH 至 7.2～7.4，趁热分装，并置于 115℃环境下灭菌 15 分钟，冷藏备用。

用途：用于明胶液化试验。

36. 柠檬酸盐培养基配方

柠檬酸钠 2g，K$_2$HPO$_4$ 1g，NH$_4$H$_2$PO$_4$ 1g，NaCl 5g，MgSO$_4$ 0.2g，琼脂 15～20g，指示剂：1%溴麝香草酚蓝(酒精溶液)或 0.04%苯酚红 10mL，蒸馏水 1L。将上述成分(除指示剂外)称量加入水中，加热溶解后，调 pH 至 6.8，然后加入指示剂，摇匀，用脱脂棉过滤。将制成的黄绿色溶液分装于试管中，置于 121℃环境下灭菌 20 分钟，后制成斜面平板。

用途：用于柠檬酸盐利用试验。能利用柠檬酸钠为碳源的细菌，分解柠檬酸盐后产生碳酸盐，使培养基变为碱性，此时培养基中的溴麝香草酚蓝指示剂由绿色变为深蓝色。不能利用柠檬酸盐为碳源的细菌，在该培养基上不生长，培养基不变色。

37. 氨基酸脱羧酶培养基配方

蛋白胨 5g，牛肉浸膏 5g，溴甲酚紫 0.1g，甲酚红 0.005g，吡多醛 0.005g，葡萄糖 0.5g，蒸馏水 1L。将上述成分慢慢加热溶解，按 10g/L 浓度加入所需要的氨基酸，调 pH 至 6.0，培养基呈深亮紫色。分装每支 2mL，同时配对照管(不加氨基酸)，经 121℃高压灭菌 15 分钟，冷却后 4℃冷藏备用。

用途：用于氨基酸脱羧酶试验。细菌使氨基酸脱羧基形成胺后，会使培养基变为碱性，指示剂会变色，呈紫色或紫红色。常用的氨基酸有赖氨酸、鸟氨酸和精氨酸。

38. 油脂培养基配方

蛋白胨 10g，牛肉膏 5g，NaCl 5g，香油或花生油 10g，1.6%中性红水溶液 1mL，琼脂 20g，蒸馏水 1L。将上述成分(除中性红外)混匀加热溶解，调 pH 至 7.0 后，再加入中性红水溶液，分装时，需不断搅拌，使油均匀分布于培养基中。经 121℃高压灭菌 20 分钟，备用。

用途：用于油脂水解试验。

39. 醋酸盐培养基配方

醋酸盐 2g，氯化钠 5g，硫酸镁 2g，磷酸氢铵 1g，磷酸氢二钾 1g，2g/L 溴麝香草酚蓝溶液 12mL，琼脂 20g，蒸馏水 1L。将上述成分(除溴麝香草酚蓝外)加热溶解，调 pH 至 6.8，然后加入 2g/L 溴麝香草酚蓝溶液 12mL，经 121℃ 灭菌 15 分钟，制成斜面备用。

用途：用于醋酸盐试验。培养基由绿色变为蓝色为阳性。

40. 半固体琼脂培养基配方

肉浸液 1L，琼脂 2.5～5g。将上述成分混合于水中，加热溶解，分装后，经 121℃高压灭菌 15 分钟，冷藏备用。

用途：用于菌株保存，细菌动力学观察试验。

41. 菌种保存培养基配方

蛋白胨 10g，牛肉膏 5g，氯化钠 3g，磷酸氢二钠 2g，琼脂粉 4.5g，蒸馏水 1L。将上述成分混合于水中，加热溶解，调 pH 至 7.4～7.6，分装于试管中，至 2/3 左右高度，经 121℃高压灭菌 15 分钟，培养基呈淡黄色半固体状，冷藏备用。

用途：用于菌种保存或细菌动力观察试验。

42. 葡萄糖肉汤培养基配方

蛋白胨 10g，氯化钠 5g，肉浸液（或心浸液）1L，葡萄糖 3g，枸橼酸钠 3g，5g/L 对氨基苯甲酸水溶液 10mL，1mol/L 硫酸镁溶液 20mL，青霉素酶 1000U。将蛋白胨、氯化钠混合于肉浸液中加热溶解，再加入葡萄糖、枸橼酸钠、对氨基苯甲酸及硫酸镁，继续煮沸 5 分钟，并补足失水，调 pH 至 7.8。过滤分装，每瓶 50mL，经 115℃ 灭菌 20 分钟后，每瓶加入青霉素酶 50U，经无菌试验检验合格后，冷却备用。

用途：用于血液病原菌的增菌培养。

43. 血液增菌培养基配方

蛋白胨 10g，氯化钠 5g，牛肉膏 3g，葡萄糖 1g，酵母膏粉 3g，枸橼酸钠 3g，磷酸氢二钾 2g，5g/L 对氨基苯甲酸溶液 5mL，1mol/L 硫酸镁溶液 20mL，4g/L 酚红溶液 6mL，青霉素酶 50U，聚茴香脑磺酸钠（SPS）0.3g，蒸馏水 1L。将上述成分（除酚红指示剂、青霉素酶外）混合加热溶解，调 pH 至 7.4，再加酚红，过滤分装，每瓶 30～50mL，经 121℃ 灭菌 15 分钟后，于 35℃ 环境下进行 24 小时无菌试验，备用。临用时每瓶加入 1.5～2.5U 青霉素酶。

用途：血液和骨髓病原菌的增菌培养。

44. L 型增菌培养基配方

牛肉浸液 1L，氯化钠 30～40g，蛋白胨（优质）20g。将各成分称量混合加热溶解后，调 pH 至 7.4～7.6，分装后，经 121℃ 灭菌 15 分钟，备用。

用途：常用于血液、脑脊液等体液标本中 L 型细菌的增殖培养。

45. L 型细菌分离琼脂培养基配方

牛肉浸液 100mL，氯化钠 4g，蛋白胨 2g，琼脂 0.8g，明胶 3g。将前 4 种成分混合加热溶解，调 pH 至 7.6 后加入明胶，经 121℃ 灭菌 15 分钟，备用。

用途：用于 L 型细菌的分离培养。

46. 亚硒酸盐增菌培养基配方

蛋白胨 5g，乳糖 4g，磷酸氢二钠 4.5g，磷酸二氢钠 5.5g，亚硒酸氢钠 4g，蒸馏水 1L。先将亚硒酸盐加入 200mL 蒸馏水中，充分摇匀溶解。其他成分称量混合，加入蒸馏水 800mL，加热溶解，待冷却后两液混合，充分摇匀，调 pH 至 7.0～7.1（通过调整磷酸盐缓冲液的比例来校正 pH 值）。最后分装于 15×150mm 的试管内，每管 10mL。置水浴中隔水煮沸 10～15 分钟，后立即冷却，培养基应呈淡黄色或无色，透明无沉淀物。置 4℃ 冰箱保存备用。

用途：常用于沙门菌增菌培养。增菌灵敏度：伤寒沙门菌 1×10^{-5}，鼠伤寒及副伤寒沙门菌 1×10^{-7}。

用法：取新鲜标本 1g 或棉拭子采样直接接种于该培养管内。摇动后置 35℃ 环境下培养过夜。如发现培养管内均匀混浊，管底有红色沉淀物，表示细菌生长。然后取培养物在选择性培养基（如 SS 琼脂、麦康凯琼脂平板等）上分离，后置于 37℃ 环境下培养 24～28 小时。

47. SS 增菌液培养基配方

蛋白胨 2g，蛋白胨 8g，牛肉膏 3.5g，酵母膏 2g，葡萄糖 2g，枸橼酸铁 10g，硫代硫酸钠 10g，亚硫酸钠 0.7g，胆盐 5.5g，磷酸氢二钠 4g，磷酸二氢钾 0.1g，去氧胆酸钠(进口)1.5g，煌绿 0.005g，蒸馏水 1L。将上述成分加热溶于水中，调 pH 至 7.1，分装于试管中(15×150mm)，每管 5～7mL，隔水煮沸 5 分钟备用。培养基应呈淡黄色或略呈淡绿色。

用途：用于沙门、志贺菌的增菌。

用法：取粪便标本 1g 直接接种于增菌液内，在 35℃ 条件下培养 16～18 小时，后取出转种于分离培养基即可。伤寒沙门菌、福氏志贺菌生长良好；大肠埃希菌生长受抑制。

48. 碱性蛋白胨水培养基配方

蛋白胨 20g，氯化钠 5g，蒸馏水 100mL。将上述成分溶解于水中，校正 pH 至 8.6，分装于试管中，每管 8～10mL，经 121℃ 高压灭菌 15 分钟后备用。

用途：用于霍乱弧菌增菌培养。

用法：将待检标本接种到碱性胨水中，置于 35℃ 条件下培养 6～8 小时，霍乱弧菌呈均匀混浊生长，表面有菌膜出现。

（黄明月）

附录2 常用染色液和试剂的配制

一、实验用染色液的配制

1. 革兰氏染色液

(1)结晶紫(crystal violet)液：A 液：结晶紫 2g 溶于 20mL 95％乙醇中；B 液：1％草酸铵水溶液 80mL；将 A、B 两液混匀，放置 24 小时后过滤即成。(此液不易保存，如有沉淀出现，需重新配制。)

(2)卢戈(Lugol)氏碘液：碘 1g，碘化钾 2g，蒸馏水 300mL。先将碘化钾溶于少量蒸馏水中，然后加入碘使之完全溶解，再加蒸馏水至 300mL 即成。(配成后贮于棕色瓶内备用，如变为浅黄色即不能使用。)

(3)脱色液：95％乙醇。

(4)复染液(番红溶液)：番红(safranine)2.5g，95％乙醇 100mL，溶解后可贮存于密闭的棕色瓶中，用时取 20mL 溶液与 80mL 蒸馏水混匀即可。

2. 抗酸染色液

(1)石炭酸复红染色液：碱性复红乙醇饱和溶液(碱性复红 3g，95％乙醇 100mL)10mL，5％石炭酸溶液 90mL。

(2)脱色液：浓盐酸 3mL，95％乙醇 97mL。

(3)复染液：美蓝乙醇饱和溶液 30mL，100g/L 氢氧化钾溶液 0.1mL，蒸馏水 100mL。

3. 吕氏(Loeffier)美蓝染色液

A 液：美蓝(methylene blue，又名甲烯蓝)0.3g，95％乙醇 30mL；

B 液：0.01％ KOH 100mL。

混合 A 液和 B 液即成，用于细菌单染色，可长期保存。根据需要可配制成稀释美蓝液，按 1∶10 或 1∶100 稀释均可。

4. 芽孢染色液

染色液 A：5％孔雀绿水溶液，孔雀绿 5.0g，蒸馏水 100mL。本染色液可用于布氏杆菌染色或其他用途。

染色液 B：番红溶液，番红(safranine)2.5g，95％乙醇 100mL，溶解后可贮存于密闭的棕色瓶中，用时取 20mL 与 80mL 蒸馏水混匀即可。

5. 黑色素液

水溶性黑素 10g，蒸馏水 100mL，甲醛(福尔马林)0.5mL。可用作荚膜的背景染色。

6. 墨汁染色液

国产绘图墨汁 40mL，甘油 2mL，液体石炭酸 2mL。先将墨汁用多层纱布过滤，加甘油混匀后，水浴加热，再加石炭酸搅匀，冷却后备用。本液用作荚膜的背景染色。

7. 鞭毛染色液

A 液：5％石炭酸 10mL，鞣酸 2g；饱和硫酸铝钾溶液 10mL。

B 液：结晶紫乙醇饱和溶液。

使用 A 液 10 份，B 液 1 份，混合，室温存放备用。

8. 5％孔雀绿水溶液

孔雀绿 5.0g，蒸馏水 100mL。本染色液可用于布氏杆菌染色或其他用途。

9. 阿氏(Albert)异染颗粒染色液

A 液：甲苯胺蓝 0.15g，孔雀绿 0.2g，冰醋酸 1mL，95％乙醇 2mL，蒸馏水 100mL。

B 液：碘 2g，碘化钾 3g，蒸馏水 300mL。

10. 乳酸石炭酸棉蓝染色液

石炭酸(结晶酚)20g，乳酸 20mL，甘油 40mL，棉蓝 0.05g，蒸馏水 20mL。将棉蓝溶于蒸馏水中，再加入其他成分，微加热使其溶解，冷却后用。

本染色液用于真菌固定和染色，霉菌菌丝和孢子均可染成蓝色。染色后的标本可用树脂封固，能长期保存。

11. 姬姆萨(Giemsa)染液

(1)贮存液：称取姬姆萨粉 0.5g，甘油 33mL，甲醇 33mL。先将姬姆萨粉研细，再逐滴加入甘油，继续研磨，最后加入甲醇，在 56℃环境下放置 1～24 小时后即可使用。

(2)应用液(临用时配制)：取 1mL 贮存液加 19mL 磷酸缓冲液(pH 7.4)即成。亦可按贮存液：甲醇＝1∶4的比例配制成染色液。

本染色液适宜于血液涂抹标本、血球、疟原虫、立克次体以及骨髓细胞、脊髓细胞等的染色。

12. 鞭毛染色液

媒染剂：由5％苯酚10mL，2g单宁酸和10mL饱和硫酸钾铝配制而成。

染色剂：饱和结晶紫乙醇溶液。

使用时取9份媒染剂与1份染色剂混合配成鞭毛染色液，过滤后静置5～6小时。

二、实验用试剂的配制

1. 吲哚反应-靛基质试剂

对二甲基氨基苯甲醛8g，95％乙醇760mL，浓HCl 160mL。

2. V.P试剂

$CuSO_4$ 1g，蒸馏水10mL，浓氨水40mL，10％ NaOH 950mL。先将$CuSO_4$溶于蒸馏水中，然后加浓氨水，最后加入10％NaOH配制而成。

3. 甲基红试剂

甲基红0.1g，95％乙醇300mL，蒸馏水200mL。

4. Hank's 液

(1)贮存液A液：(I)NaCl 80g，KCl 4g，$MgSO_4 \cdot 7H_2O$ 1g，$MgCl_2 \cdot 6H_2O$ 1g，用双蒸馏水定容至450mL：(II)$CaCl_2$ 1.4g（或$CaCl_2 \cdot 2H_2O$ 1.85g）用双蒸馏水定容至50mL。将I和II液混合，加氯仿1mL即成A液。

(2)贮存液B液：$Na_2HPO_4 \cdot 12H_2O$ 1.52g，KH_2PO_4 0.6g，酚红0.2g，葡萄糖10g，用双蒸馏水定容至500mL，然后加氯仿1mL，酚红应先置研钵内磨细，然后按配方顺序一一溶解。

(3)应用液：取上述贮存液的A和B液各25mL，加双蒸馏水定容至450mL，113℃湿热灭菌20分钟。置于4℃环境中保存。使用前用无菌的3％ $NaHCO_3$调至所需pH。

注意：药品必须全部用A.R试剂，并按配方顺序加入，用适量双蒸馏水溶解，待前一种药品完全溶解后再加入后一种药品，最后补足水到总量。

(4)10％小牛血清的Hank's液：小牛血清必须先经56℃灭活30分钟后才可使用，应小瓶分装保存，长期备用。用时按10％用量加至应用液中。

5. α淀粉酶活力测定试剂

(1)碘原液：称取碘11g，碘化钾22g，加水溶解并定容至500mL。

(2)标准稀碘液：取碘原液15mL，加碘化钾8g，加水溶解并定容至500mL。

(3)比色稀碘液：取碘原液2mL，加碘化钾20g，加水溶解并定容至500mL。

(4)2％可溶性淀粉：称取干燥可溶性淀粉2g，先以少许蒸馏水混合均匀，再徐徐倾入煮沸的蒸馏水中，继续煮沸2分钟，待冷却后定容至100mL(此液当天配制使用)。

(5)标准糊精液：称取分析纯糊精0.3g，用少许蒸馏水混匀后倾入400mL水中，冷却后定容至 500mL，加入几滴甲苯试剂防腐，保存于冰箱。

6. 乳酸苯酚固定液

乳酸 10g，结晶苯酚 10g，甘油 20g，蒸馏水 10mL。

7. 氧化酶试剂

盐酸二甲基对苯二胺（或盐酸二甲基对苯四胺）1g，蒸馏水 100mL。

8. 硝酸盐还原试剂

A 液：对氨基苯甲酸 0.8g 溶于 5mol/L 醋酸 100mL 中。

B 液：α-萘胺 0.5g 溶于 5mol/醋酸 100mL 中。

9. 苯丙氨酸脱氨酶试剂

三氯化铁 10g，溶于 100mL 蒸馏水中。

（黄明月）